Community Emergency Nursing

社区急诊护理

朱林林　陈雪萍　张　菊　李艳娟　编著

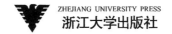

ZHEJIANG UNIVERSITY PRESS
浙江大学出版社

社区急诊护理

编写录播人员（按姓氏笔画排序）

王花玲　叶小云　朱　妙　朱林贞

朱林林　孙利华　李艳娟　张　菊

陈雪萍　周志云　周素芬　洪少华

姚玉娟　贾　勤　傅圆圆

编写单位　义乌市卫生进修学校

杭州师范大学钱江学院护理分院

浙江省护理学会社区护理专业委员会

前　言

随着社会人口老龄化、高龄化的进展,养老问题成为全社会关心的问题。老年人是社区护理的特殊对象。社区护士在健康产业、养老产业中起什么样的作用,成为业界关注的焦点。浙江省社区护士岗位培训相关工作从 2002 年启动至今已走过 15 个年头,为更好地探索社区护士后续的在职提高以及社区护理人才教育体系的完善,结合社区护理实践需求,特开展此书的撰写。

社区卫生服务站是完善的医疗服务网络中最前沿的医疗机构,当遇到外伤大出血、窒息、休克等危急情况时,必须在现场进行抢救,尤其是对心搏骤停的患者,相差几分钟就关系到患者的生死存亡。伤(病)员经过必要的初步急救,尽快向医院转送,并在转送途中加强监护和必要的治疗、护理及详细的记录。社区护士在社区健康工作中常单独面对各种紧急情况,需要作出及时、准确的判断,然后实施有效的应急处理,以挽救患者的生命,为后续诊治赢得时间。因此,社区护士必须掌握社区急救的基本知识,具备常见急诊判断能力和应急救护的基本能力,并且还应大力开展急救知识和救护技能的社区普及工作,实现非医务人员和专业医务人员的救护相结合,使现场急救效率最大化。

全书共分四章,主要介绍社区急诊护理特点、急救组织及社区急诊评估、常用现场急救技术、常见急诊的社区护理、灾害性事件的救护与遇险生存。本书内容以社区护士实际工作需要为基础,强调现场救护和社区条件下的应急处理,急救技术图文结合,力求通俗易懂;常见急诊的社区护理从症状出发,强调对常见急诊的判断和应急处理;对常见急诊的社区急诊护理过程进行程式化的描述,简洁明了,方便学习和掌握,也方便社区护士对社区急救知识、急救技能开展社区普及工作;同时增设常见灾害性事件(火灾、水灾、地震)的现场救护内容,包括灾后心理危机的干预,以发挥社区护士在社区突发事件处置中的作用。

结合现代科技，浙江省护理学会社区护理专业委员会及杭州师范大学钱江学院护理分院的师资团队将课程内容录播，在本书中以二维码的形式插入 80 余个微视频，其中包括相应的思考题，以方便社区护士的在职学习。

根据国家及省卫计委要求，义乌市于 2005 年开始开展社区护士岗位培训，截至目前，培训合格并取得社区护士岗位合格证的有 560 人。针对岗位培训后社区护理人员的继续教育再培训工作，于 2015 年与杭州师范大学钱江学院护理分院合作，启动义乌市社区护士岗位培训后继续教育方案，旨在进一步提升社区护士应急救护、社区康复、社区健康教育、社区护理科研及养老服务培训能力。《社区急诊护理》一书将为义乌市社区护士继续教育提供较好的学习资源。

目前有关医院内急诊护理（急救护理）的教材较多，教材建设相对较为成熟，但这些教材主要侧重于医院条件下的急救护理，不适用于社区护士在社区条件下的现场救护。由于目前尚缺乏较好的社区急诊护理方面的书籍，该书的撰写重在探索社区急诊护理的内容和社区护士急诊判断及急诊护理能力的培养，是一项探索性的工作，所以遗漏和不足在所难免，敬请专家和广大读者批评指正，使之日臻完善。

本书的撰写、出版得到杭州市产学对接重点突破项目及浙江省一流学科（B 类）建设经费支持。

　　　前言　　　　　　　　义乌应用

陈雪萍　　朱林林

2017 年 2 月

目　　录

第一章 绪 论

随着现代医学的发展,急救医疗服务在国内外得到了迅速的发展,形成了较为完善的急救医疗服务体系。急救医疗服务体系(emergency medical service system,EMSS)由院前急救、院内急诊科和 ICU 急救三个部分组成。

院前急救也称院外急救,主要指对急、危、重症伤(病)员进入医院以前的医疗急救,包括在厂矿、农村、公共场所或家庭等所有出事地点对患者进行的现场救护、转运及途中监护。及时、有效的院前急救,对于维持患者生命、防止再损伤、减轻痛苦,进一步为诊治创造条件,提高抢救的成功率、减少致残率,均具有极其重要的意义。

院前急救有广义和狭义之分。广义的院前急救是指伤(病)员在发病或受伤时,由目击者、医务人员对其进行必要的急救,以维持基本的生命体征和减轻痛苦为目标的医疗行为的总称,它既是医护人员闻讯赶赴现场后施行的救治行为,也可以是经过简单医学知识普及教育培训的公众实施的救治行为。狭义的院前急救是指由通信、运输和医疗基本要素构成的专业急救机构,在患者到达医院前实施的现场救治和途中监护的医疗行为。两者的主要区别在于是否有公众救护力量的参与。

社区急诊护理研究的内容是广义的院前急救。

第一节 社区急诊护理概述

在日常生活和工作中,人们都有发生突发性疾病或意外人身伤害事故的可能。心搏骤停、外伤大出血、呼吸道梗阻、骨折等是社区常见的一些急诊病例。随着人类活动空间的扩大、生活节奏的加快及寿命的延长等,社区急诊护理的范围也逐渐扩大。

一、社区急诊护理的概念与范畴

1.社区急诊护理的概念

社区急诊护理是对各类急性病、急性创伤、慢性病急性发作及急危重症患者在院前实施的抢救护理,包括伤病现场的自救互救、对医疗救护的呼救、现场救护、运送和途中监护等。社区急救总的任务是采取及时有效的急救措施和技术,最大限度地减少伤(病)员的痛苦,降低伤残率,减少死亡率,为进一步诊治打好基础。

2.社区急诊护理的范畴

(1)现场的自救互救　现代医学告诉我们,猝死患者抢救的最佳时间是最初的4分钟,严重创伤抢救的黄金时间是初始30分钟,如果错过这最关键的时间,医院设备再先进、医生医术再高明,患者也难起死回生。因此,在医护人员到达现场之前,伤(病)员本人及其亲属、同事、朋友、受灾群众以及目击者进行的现场自救互救是十分重要的。社区护理人员不仅自身必须掌握社区急救的基本技能和知识,还应大力开展急救知识和急救技能的社区普及工作,实现非医务人员与专业医务人员的救护相结合,使现场急救效率最大化。

(2)现场的专业救护　现场的专业救护包括事发现场和社区卫生服务中心或社区卫生服务中心(站)的救护。社区卫生服务中心(站)是完善的医疗服务网络中最前沿的医疗机构,是接到呼救信息后最先到达现场,实施医疗救援的单位。当遇到外伤大出血、窒息、休克等危急情况时,必须在现场进行抢救,尤其是对心搏骤停的患者,相差几分钟就关系到患者的生死存亡。

现场救护首先应建立有效的循环和呼吸,然后视伤(病)情和条件采取输液、止血、止痛、包扎、固定、解毒等救护措施,并通过各种通信联络工具向医院呼救。

(3)途中监护和运送　伤(病)员经过必要的初步急救,尽快向医院转送,并在转送途中加强监护并做必要的治疗、护理和详细的记录。

(4)急诊判断　急诊判断贯穿急救过程的始终。社区急诊护理有别于院内的急诊护理,社区护士常单独面对各种紧急情况,需要作出及时、准确的判断,然后实施有效的应急处理,以挽救患者的生命。因此,社区护士须具备常见急诊的判断能力。

学习心得：_____

_____

_____

_____

_____

二、社区急诊护理的原则

1. 立即脱离危险区

现场救护的首要目标是让患者脱离危险区,如一氧化碳中毒者先离开中毒环境,烧伤者先去热源,以避免烧伤者伤情加重。

2. 先救命再救伤

伤员既有心跳、呼吸骤停又有其他伤情时,应首先进行心肺复苏,再进行其他伤情的处理。

3. 先止血后包扎

遇既有大出血又有伤口的患者,应立即采取止血,再进行伤口包扎。

4. 先救治后运送

争分夺秒,就地取材。对急、危、重症伤(病)员先进行应急救治,以争取时间,避免延误抢救时机。

5. 先重伤后轻伤

在一些灾害性事件发生时有大批的伤员,此时应先抢救心搏呼吸骤停、窒息、大出血、开放性及张力性气胸、休克等有生命危险的重伤员,再处理较轻的伤员。因此,在有大批伤员的情况下,需根据伤情,按危重、较重、较轻、死亡进行分类,并制成不同颜色的标志卡别于伤员胸前,按序进行救护,以尽量减少人员死亡。

6. 急救与呼救并重

社区护士在日常工作中,如单独面对需急救的伤(病)员,应在抢救的同时,设法呼叫他人前来救助,即急救和呼救同时进行,以尽快争取到急救外援。

7. 加强途中监护与救治

由于伤(病)情复杂、严重,社区护士在护送伤(病)员的过程中,应加强监护并作记录,就近运送,使伤(病)员尽快到达医院进行救治。

8.合理救护

社区护士到达现场后,应尽快建立静脉通道,保持呼吸道通畅,处理开放性气胸,控制大出血;搬运伤员须整体搬运,即保持头、颈、躯干在同一水平线上;尽可能减少移动,避免颠簸;保留离断肢体和器官,如断肢、断指等。

三、社区急诊护理的特点

社区卫生服务机构是最基层的医疗组织,当急、危、重症患者或社区灾害性事件发生时,社区医护人员最先赶赴现场,在急救中心人员到达前展开救治。

1.社会性强

社区急诊护理是社区急救的重要组成部分,也是整个社区应急防御体系的重要组成部分。地震、洪水、雪灾、台风、火灾等自然灾害,往往会造成人类生存环境的破坏和大量人员的伤亡,常需医疗救护、消防、交通、公安等组成应急防御体系共同救援,以使灾害造成的损失及不利影响降低到最低限度。

2.随机性强

何时何地需要抢救伤(病)员?是什么样的伤(病)情?重大事故和灾害是否会发生?何时何地发生?这些都是未知数,社区急救护理需做好随时应对各种应急救护的准备。

3.地域范围广

社区急诊护理的地域范围不同于医院内救护,主要集中于急诊室或重症监护室或相关的病区,突发性事件有可能发生在高层住宅内、乡村小道旁、边远山区等各个地方,社区护士需熟悉管辖社区的地域状况,以应对不同状况下的应急救护。

4.救护条件差

现场救护的环境条件大多较差,如光线暗淡、空间狭窄、人群围观拥挤等;医疗救护、监测设备无法完全满足现场诊治要求;有时事故现场的险情未排除,可能造成人员的再伤亡;交通条件差,救护车颠簸也影响途中的救护和监测。

5.伤(病)情复杂

社区急诊护理的对象涉及内、外、妇、儿各科病种,而且是未经分科筛选的急、危、重症患者,病情或伤情复杂。

6.以对症治疗为主

由于现场救护条件差、时间紧迫和诊治条件限制,救护者大多无法在现场作出明确的诊断和鉴别诊断,救护工作大多数只能以对症治疗为主。

7.体力要求高

救护现场在救护车无法到达的小区、乡村、山区、无电梯的高层住宅,常需医护人员徒步携带医疗用品前行,或需要尽快徒手搬运伤(病)员,以及现场施行心肺复苏和紧急救护等,都需要消耗大量的体力。因此,要求医护人员具备强健的体魄,以适应应急救护工作的需要。

四、社区急诊护理对社区护士的要求

1.具有良好的应急救护意识

社区随时有可能发生一些急性事件,社区护士处在应急救护的最前沿,平时须做好物品、药品及心理准备,随时处于参与救护的应急状态,一旦有紧急情况发生,以最快的速度到达现场进行救护。同时,在平时的社区护理工作中,做好社区人群的救护知识和技能的普及工作;对一些慢性病患者加强健康教育,在做好疾病保健、预防并发症的同时,也应增强预防意外发生的意识,如糖尿病患者外出携带疾病诊治卡,一旦发生一些并发症而出现昏迷,疾病诊治卡会很好地帮助医护人员作出及时、准确的判断和治疗。

2.具备丰富的应急救护知识和熟练的应急救护技能

掌握应急救护知识和技能是社区护士的必备素质,平时应加强学习和训练,同时应具备向社区人群传授知识和技能的能力。

3.具备健康的身心

平时注意锻炼身体,增强体质,以适应救护时对体力的要求。面对应急状态,须具备良好的心理调节能力,能临危不乱、镇定自若、有条不紊地展开救护。

4.具备良好的组织管理能力

社区护士不仅需要管理应急救护药物和器械设备,还需组建和管理社区应急救护组织。平时与社区有关部门合作,组建社区应急救护队伍,成员可由红十字卫生员、司机、交通警察、消防员及社区成员等组成。对成员进行必要的应急救护知识和技能的培训和考核,定期开展应急救护

的演练活动,以提高社区应急救护能力。

5.具备良好的教学能力

社区护士须对社区人群进行健康教育,进行应急救护知识和技能的普及,同时须对社区应急救护队伍进行培训考核,因此需要具备较好的教育教学能力。

6.熟悉社区概况

社区护士深入社区工作,了解管辖社区的地理地貌、建筑特点、道路情况,熟悉社区人群的分布特点、风俗习惯、健康状况等,以备应急状态下高效地完成救护工作。

二维码 1-2

社区急诊护理
的特点与要求

学习心得:_____

_____

_____

_____

_____

第二节　急救组织与网络化管理

医学急救是国家防灾减灾大系统中的重要组成部分,健全的、强有力的指挥系统是成功救护的基础,是群众急救普及化、区县急救网络化和医院急救专业化的核心。同时,健全的群众急救组织、专业化的医疗救护组织,以及完善的急救网络建设是成功救护的保证。

一、急救指挥系统

1.急救指挥系统的组成

急救指挥系统包括合理的、健全的、强有力的指挥机构,精干、灵活、高效率的管理和指挥人员,以及现代化的通信和交通运输工具,并由卫生计生行政部门按照"统筹规划、整合资源、合理配置、提高效能"的原则,统一组织、管理、实施。

2.急救指挥系统的任务

（1）平时任务　建立完善的急救指挥机构；制订医学急救总体方案；建立健全专业人员与群众、地方与军队、急救与自救网络；筹措急救药品、物资，包括基层医院的急救装备；组织培训和研究急救伤（病）员机制与救护方法，提高急救成功率；组织交流经验；加强卫生防疫系统的组织、计划、人员、物资的落实工作。

（2）紧急情况下的任务　① 指挥：卫生计生行政部门和各急救中心（站）以及横向有关单位接到急救指挥中心的呼救信息后，应作为指令性任务，及时组织力量参与救护；② 派遣：指挥中心接到呼救信息后，立即指挥离出事地点最近的急救中心（站）或医院派人、派车携带急救物品迅速赶赴现场，实施现场救护；③ 协调：因某种灾害而出现大批伤员，需要较多的医疗专业人员和非医疗专业人员、运送工具和参与救治的医院时，指挥系统进行有效协调，确保急救成功；④ 安全护送：组织相关单位，恢复正常秩序，防止混乱，同时组织技术力量，维护灾区现场安全和运送途中安全；⑤ 维护良好的通信：平时加强检验，确保紧急情况下通信无障碍。可采取多种形式，如口头、微信、短信、邮件、电话、电报、传真以及通信卫星等通信手段，保障通信通畅、指挥灵敏。

二、群众急救组织

1.设立医疗救护员

2005 年，国家将医疗救护员确立为一种职业。医疗救护员是指运用救护知识和技能，对各种急症、意外事故、创伤和突发公共卫生事件等施行现场初步紧急救护的人员。2013 年 10 月，经国家卫生计生委委务会议讨论通过的《院前医疗急救管理办法》将医疗救护员列为从事院前医疗急救的专业人员。现场救护是我国现有急救医疗服务体系（EMSS）中的薄弱环节，如果能在城市"120"急救中心（站），城市"119、110、122"，城市社区卫生服务中心和广大农村的乡镇卫生院、旅游景点、游泳场（馆）以及电力、铁路、大型生产企业等设置医疗救护岗位，配备医疗救护员，在灾害事故发生时能及时对现场救护，恰当处置，将为后续的救治打下良好的基础，并减少并发症，降低死亡率和病残率。

（1）医疗救护员工作内容　对常见急症进行现场初步处理；对伤（病）员进行通气、止血、包扎、骨折固定等初步救治；搬运、护送伤（病）员；现场心肺复苏;在现场指导群众自救、互救;开展群众性现场救护知识普及培训。

(2)医疗救护员的基本要求

1)职业能力特征:身体健康强壮,动作敏捷,有自我控制能力,具有一定的观察、判断、应变及自主学习的能力。

2)文化程度:高中毕业及以上(含同等学力)。

3)上岗要求:医疗救护员应当按照国家有关规定经培训考试合格取得国家职业资格证书;上岗前,应当经设区的市级急救中心培训考核合格。

2.群众急救组织

按城乡区域,每60～100人中设有一名乡村医生或社区护士、红十字会员或一名不脱产的急救员,每人配备简单的急救箱。定期进行急救知识的培训考核,让其掌握常见病情、伤情的判断;心搏、呼吸骤停的心肺复苏技术;止血技术;骨折固定技术;伤口清理和包扎技术;搬运伤(病)员的技术;呼救技巧;各种灾难的脱险技术;中毒急救技术;生命体征监测技术等。急救员组织辖区群众进行急救知识和技能普及培训,定期组织骨干进行急救技术训练,在出现灾害事故后,急救员能迅速到达现场,组织群众做好现场急救工作。

另外,一些民间组织配备较好的运输和救灾救护设施,在灾害和突发事件中参与救援,发挥较好的作用。

三、专业医疗急救组织

1.专业医疗急救组织的组成

专业医疗急救组织是在各级卫生计生行政部门和所在单位的直接统一领导下实施急救的专业组织。专业医疗急救组织承担现场救护和途中护送,以及包括医院急诊抢救全过程的工作。急救中心(站)、急救分中心(站)、医院急诊科(室)与社区卫生服务中心等基层卫生组织相结合,组成专业医疗急救组织系统。

急救中心(站)由卫生计生行政部门按照《医疗机构管理条例》设置、审批和登记。设区的市设立一个急救中心;因地域或者交通原因,设区的市院前医疗急救网络未覆盖的县(县级市),可以依托县级医院或者独立设置一个县级急救中心(站),并使用"120"急救专线电话。

2.专业医疗急救组织的工作任务

（1）急救中心的任务

1）在当地卫生计生行政部门的直接领导下，统一指挥该地区的日常急救工作，急救分中心在急救中心的领导下，担负一定范围内的抢救任务；

2）以医疗急救为中心，负责对急、危、重症患者及意外灾害事故受伤人员的现场救护和转送途中的救护工作；

3）在基层卫生组织和群众中宣传、普及急救知识，有条件的急救中心（站），可承担一定的科研、教学任务；

4）接受上级领导指派的临时救护任务。

（2）医院急诊科（室）的任务

1）承担急救中心（站）转送的和自行来诊的急、危、重症患者的诊治、抢救和留院观察工作；

2）有些城市的医院急诊科（室）同时承担急救站的任务。

（3）社区卫生服务中心等组织的主要任务

1）在专业急救机构的指导下，学习和掌握现场救护的基本知识及技术操作；

2）负责所在地段单位的伤病救护、防火、防毒等知识的宣传教育工作；

3）一旦出现急、危、重症患者或意外灾害事故时，在急救专业人员到达前，及时正确地组织群众开展现场自救、互救工作。

学习心得：_____

_____

_____

_____

_____

二维码 1-3

急救指挥系统
与急救组织

四、我国城市院前急救模式

目前，我国城市院前急救组织管理形式没有统一的模式，各有各的特点，按其与医院的关系大致有以下四种模式。

1. 急救中心调度,医院分区域负责模式

这一模式的流程是:伤(病)员呼叫"120",急救中心立即通知该区域承担院前急救任务的医院急诊科,急诊护士接到电话指令后,由值班护士按病情通知有关专科医生、护士及驾驶员赴现场抢救,然后监护运送患者回医院继续治疗。

以广东省为主的南方城市,多采用此模式,故又称"广州模式"。急救中心与各医院无行政上的隶属关系,但具有全市日常院前急救的调度指挥权。急救中心同时还负责以下事项:与其他急救系统、单位、消防、人防、血液中心和防疫站等联系协作,以应对突发灾害事故;急救情报的收集和研究;与红十字会合作培训全市各级医务人员,并对群众进行现场急救知识普及教育。

2. 依托一家医院为主的模式

此模式的流程是:伤(病)员或目击者呼叫"120",急救中心(即综合性医院的院前急救部)派人派车赴现场,然后监护运送患者回急救中心,由院内急救部继续治疗。

重庆等城市采用此模式,习惯上称其为"重庆模式"。其特点是急救中心从属于一家综合性医院,医院拥有现代化的急救仪器设备和救护车,院前急救与院内急救由同一家医院执行。院前急救部实质上是医院的一个部门,而市急救中心实际上是同时承担急救任务的医院。

3. 急救中心站—分站—医院模式

此模式的流程是:伤(病)员呼叫"120",急救中心站调度室派就近的急救分站出车、出人到现场急救,然后监护运送患者到协作医院继续救护。

上海及其他多数城市采用此模式,习惯上称其为"上海模式"。采用此模式的城市设有一个急救中心站,各区、县设有急救分站,一般分站设在协作医院内或附近,协作医院大多是区、县中心医院。院外救护系统和协作医院的关系主要是业务协作关系,也有人才培养的协作关系。

4. 急救中心模式

急救中心由院前急救科、急诊室、重症监护室构成,实行院前、院内急救一体化模式。其急救流程是:伤(病)员或目击者呼叫"120",急救中心调度其急救科的医护人员派人派车前往现场救护,部分患者经院外抢救处理后转送中心监护室继续治疗,多数患者则被转运到其他医院。沈阳、北京(2004年前)实行此模式。

学习心得：＿＿＿＿＿＿＿＿＿＿＿＿＿＿＿

＿＿＿＿＿＿＿＿＿＿＿＿＿＿＿＿＿＿＿＿＿

＿＿＿＿＿＿＿＿＿＿＿＿＿＿＿＿＿＿＿＿＿

＿＿＿＿＿＿＿＿＿＿＿＿＿

二维码 1-4

我国城市院前
急救模式

五、急救系统网络化

1.急救系统网络建设

由区（县、市）卫生计生行政部门将所辖范围内的医疗、预防部门以及机关、学校、企业、村庄的医务人员组织起来，包括群众性自救互救组织中的急救人员，组建成一个有机的急救网络。以城市 5km、农村 10km 的范围划片定点，选定医疗单位负责培训、监督，互相支援，做到有灾害性事件时进行应急救护，无灾害性事件时进行全民卫生保健。

2.电话呼救

急救中心的呼叫号码全国统一为"120"。

电话呼救是急救环节中的重要举措之一，它可迅速求救于附近急救站、医疗单位、有关领导机关［发生大批伤（病）员时］。

接听呼救电话时应注意以下事项：

（1）记录对方姓名、联系电话，以便取得联系。

（2）简要询问伤（病）员伤情或病情、年龄、性别及简要的发生经过。

（3）详细记录住址或出事地点，包括区、街道、小区、门牌号码或乡、镇、村以及周围明显的标志物和通往事发地点的最佳通路等。如地址生疏，应问清行车方向和路线，最好有一人到附近公路路口为救护车引路，以便救护人员能以最快的速度到达现场。

（4）必要时电话指导现场急救，如咯血患者的体位安置、出血患者的止血方法等。

3.计算机在急救网络中的作用

计算机介入急救网络，提供快速、直观的信息支持，有利于急救网络中的机构、人员及时参与救护，而且还能为科学管理、各类咨询提供服务。

（1）有助于救护车的调度　急救中心（站）的救护车在站待命、执行任务、空车返回三种动态变化可在计算机屏幕上显示(通常以三种颜色标识),调度员在指挥调度时,观看计算机屏幕便可一目了然。如调度室的计算机与卫星导航系统联网,并在救护车上装置接收器,还可避免救护车因交通阻塞而不能及时赶赴现场。

在各类信息输入计算机后,计算机会自动显示救护车的动态状况,一遇有"呼救"信号,计算机会根据编制的程序,提供最佳调度方案。调度员可参考计算机屏幕显示的动态情况来调度。

(2)自动记录呼救信息　计算机会自动记录呼救电话号码、地址和呼救者与调度员的对话录音。如患者在家中呼救,计算机会自动将患者的电话号码、家庭住址、来电时间显示在屏幕上,并记录在案,同时呼救和应答时的对话也会自动录音。

(3)方便资料贮存和查阅　将区域内危重患者的病情事先输入电脑贮存,如遇持卡人而以往病史不清时,可以通过健全的通信网络实现计算机查询,以提高抢救的成功率。

此外,急救出车情况,包括出车车次、人次、车程及病种分类、轻重程度、疗效、收费、油耗等,都可输入计算机保存,方便查阅。

(4)方便急救组织之间的联系　计算机网络可方便急救组织之间的相互联系,非常时期还可以借助网络发布信息,组织民间团体、志愿者参与救护。

(5)便于学科交流　借助计算机技术,通过电子邮件(electronic mail,E-mail)、文件传输协议(file transfer protocol,FTP)、Internet电话等可以快速方便地与国内外同行进行学术讨论,查阅现代急诊医学的有关信息资料,更好地为急诊工作服务。

学习心得:_____

二维码 1-5

急救系统
网络化

第三节　社区急诊评估

社区急诊评估包括现场评估和伤(病)情评估,做到突出重点、紧急评估和快速分类,以确保急救现场安全和急诊伤(病)员得到及时正确的救治。

一、急诊评估的目的

1.确保急救现场安全

救护人员到达现场后,首先迅速对周围环境进行评估,确认周围环境是否存在危险因素,避免造成二次损伤或损伤加重。

2.维持急救秩序

根据主诉、主要症状和体征进行初步判断,根据病情轻、重、缓、急安排就诊顺序,并根据现场情况、医疗资源、交通运输情况适当分流。

3.尽快提供初步的急救及适当的护理措施

评估工作是为了更快、更好地实施救护,在评估的同时,对一些紧急情况迅速进行边评估边抢救,如处理心搏骤停、开放性气胸、大出血等。

4.给伤(病)员进行分级

有大批伤(病)员的情况下,通过初步评估对伤(病)员进行分级,并做好标记。

(1)一级急救　病情严重,危及生命者。用红色标记。

(2)二级急救　病情严重,尚未危及生命者。用黄色标记。

(3)三级急救　病情较轻者。用绿色标记。

(4)四级急救　死亡者。用黑色标记。

二、现场评估

1.环境危险因素评估

救护人员接到急救呼叫信息时就对伤(病)员的情况有一个初步的印象,根据气候条件、区域特征对伤(病)员所处的环境有初步的评估方案。

到达现场后,利用望、闻、嗅等感官功能迅速对现场作出判断,如冬天室内应用煤炭取暖设施而出现昏迷者,可能是一氧化碳中毒,室内空气可能含有一氧化碳;化学物质中毒或烧伤者,污染的衣服是否仍穿在身上;心搏骤停者是否躺在硬板床上;地震救护时,房子是否有倒塌的危险等。

2. 快速撤离危险环境

救护人员到达现场后,首先将患者撤离危险环境,如迅速离开含有一氧化碳的室内,撤离有倒塌危险的房子避免再损伤,脱去污染的衣服防中毒加深,去除热源防烧伤加重,等等。

学习心得:_____

_____

_____

_____

_____

二维码 1-6

急诊评估目的与现场评估

三、伤(病)情评估

护士应在第一时间内运用专业知识和技巧,在 5～10 分钟甚至更短的时间内完成资料的收集、评估工作,迅速对伤(病)情进行初步的判断。对伤(病)员进行伤(病)情评估,包括初步评估和进一步评估。

(一) 初步评估

对伤(病)员进行个体的初步评估,也是初步救护的一个过程。

1. ABCs 评估

A:检查气道是否通畅并维持气道通畅(airway);

B:检查有无呼吸,维持通气(breathing);

C:检查有无颈动脉搏动,控制出血,建立循环(circulation);

D:神经系统检查,即意识水平检查,检查意识、瞳孔;

E:暴露和环境控制(exposure/environment control)。

2. 意识水平评估

初步评估要求迅速对清醒程度作出判断,AVPU 方法是一种描述意识的简单方法。

A:警觉(alert);

V：对声音刺激有反应(responds vocal stimuli)；

P：只对疼痛有反应(responds only painful stimuli)；

U：无反应(unresponsive)。

（二）进一步评估

进一步评估是指从头到脚的全身评估，可利用一些评估表进行快速评估。

1.评估内容

（1）一般情况　年龄、性别、活动能力、姿势、语言能力、行为、面部表情、气味等。

（2）生命体征　呼吸、脉搏、体温、血压等。

（3）清醒程度　意识情况及双侧瞳孔变化。

（4）皮肤　皮肤色泽、温度、有无瘀斑、有无出血等。

2.不同患者的评估重点

（1）头部外伤或脑血管意外患者　有无颅内高压症状、意识及双侧瞳孔。

（2）外伤患者　头部、颈部、胸腹部、脊柱、骨盆、四肢外伤情况及有无出血。

（3）急腹症患者　腹痛的性质、持续时间和部位，有无伴随症状，注意排除心肺问题。

（4）疼痛患者　注意疼痛持续时间、部位，有无放射痛，鉴别一般胸痛与心绞痛、心肌梗死的区别。

（5）昏迷患者　详细询问现病史、既往史，注意是否为脑血管意外、中毒、肝性脑病、低血糖昏迷等。

3.病、伤严重度指数(illness injury severity index，IISI)

IISI 不仅适用于创伤，也可用于其他患者的紧急评定。该指数由脉搏、血压、皮肤色泽、呼吸、意识、出血、受伤部位和损伤类型八项数据组成（表 1-1）。

（1）创伤患者评分　总分 0～6 分为轻伤；7～13 分为重伤；14～24 分为危重；25 分以上者可能死亡。

（2）非创伤患者评估　总分 0～3 分可不住院；4～6 分需住院；7～11 分需监护或手术；12 分以上者可能死亡。

表 1-1 病、伤严重度指数（IISI）

类　别	指　标	评　分
脉搏（次/分）	60～100	0
	100～140 或＜60	1
	＞140 或不规则	2
	无	3
血压（mmHg）	100～150/60～90	0
	80～100/90～120	1
	小于80/大于120	2
	无	3
皮肤色泽	正常	0
	淡红	1
	苍白/潮湿	2
	发绀	3
呼吸（次/分）	16～20	0
	≥20	1
	＜12、费力、胸痛	2
	无自主呼吸	3
意识水平	回答切题,能应答	0
	语无伦次,反应迟钝	1
	难叫醒	2
	丧失	3
出　血	无出血	0
	能止血	1
	止血困难	2
	出血未止	3
受伤部位	四肢	1
	背	2
	胸	3
	头、颈、腹	4
损伤类型	撕裂、挫伤	1
	骨折	2
	刺伤	3
	钝挫伤、投射性伤	4

注:如果患者近期有病史,那么年龄小于2岁或大于60岁,总分另加1分。

1mmHg≈133.3Pa。

二维码 1-7

伤（病）情
评估 1

学习心得：_____

_____

_____

_____

_____

4.其他创伤评分法

评估创伤严重程度的方法还有 CRAMS 评分法、TS 评分法等,其中最简单的一种是 CRAMS 评分法。

(1) CRAMS 评分法　主要评估循环、呼吸、胸腹部、运动、语言五个方面的情况,以其英文的第一个字母来表示:C 代表循环情况(circulation),R 代表呼吸情况(respiration),A 代表胸腹部情况(abdomen),M 代表运动情况(motor),S 代表语言情况(speech)。

将这五个方面的得分相加,以总分评判创伤轻重,如表 1-2 所示。

表 1-2　CRAMS 评分法

	检测项目	评　分
C(循环)	毛细血管再充盈正常,BP>100mmHg	2
	毛细血管再充盈延迟,或 BP 为 85～100mmHg	1
	毛细血管无再充盈,或 BP<85mmHg	0
R(呼吸)	正常	2
	异常(呼吸费力或表浅)	1
	无自主呼吸	0
A(胸腹部)	无压痛	2
	有压痛	1
	腹壁紧张,连枷胸,或胸腹部贯穿伤	0
M(运动)	正常	2
	对痛刺激有反应,但非去大脑强直	1
	对痛刺激无反应,或去大脑强直	0
S(语言)	正常	2
	错乱	1
	不能理解的言语	0

注:得分≥7,中轻伤;得分≤6 分,重伤,病死率 62%。

(2)创伤评分法(trauma score,TS)　又称 TS 评分法,以呼吸系统、循环系统及中枢神经系统的功能来评估创伤的严重程度,如表 1-3 所示。

5.格拉斯哥昏迷评分法

格拉斯哥昏迷评分法(Glasgow coma score,GCS)于 1974 年由美国的 Teasdale 和 Jennett 提出,为确定脑外伤昏迷程度和创伤程度的标准,已为世界许多国家所采用。GCS 分级以睁眼、言语和运动三种反应的 15 项检查来判断颅脑损伤患者昏迷和意识障碍的程度,共计 15 分,如表 1-4 所示。GCS 评分与预后密切相关,计分越低,预后越差。

GCS 总分为 13～15 分:轻型颅脑损伤;总分为 9～12 分:中型颅脑损伤;总分为 3～8 分:重型颅脑损伤。

表 1-3　TS 评分法

类　别	项　目	程　度	计　分	得　分
A	呼吸频率(次/分)	10～24 25～35 >35 <10 0	4 3 2 1 0	A=
B	呼吸幅度	正常 浅或困难	1 0	B=
C	收缩压(mmHg)	>90 70～90 50～69 <50 0	4 3 2 1 0	C=
D	毛细血管再充盈	正常(2秒以内) 延长(2秒以上) 无反应	2 1 0	D=
E	格拉斯哥 昏迷评分(GCS)	14～15 11～13 8～10 5～7 3～4	5 4 3 2 1	E=

注:TS 总分=A+B+C+D+E。TS 得分共计 16 分,总分<12 分者为重伤,总分为 1～3 分者死亡率>96%。

表 1-4　GCS 昏迷评分标准

类　别	指　标	计　分
睁眼反应	自动睁眼 呼唤睁眼 刺激睁眼 不睁眼	4 3 2 1
言语反应	回答正确 答非所问 胡言乱语 只能发音 不能发音	5 4 3 2 1

续　表

类　别	指　标	计　分
运动反应	按吩咐动作 刺痛能定位 刺痛能躲避 刺痛肢体屈曲反应 刺痛肢体过伸反应 不能运动	6 5 4 3 2 1

四、涉及法律问题的处理办法

（1）对于自杀、他杀、交通事故、殴打致伤及其他涉及法律问题的情况，在实行人道主义精神、积极救治的同时，增强法制观念，及时向医院领导汇报，并上报公安部门。

（2）病情及抢救记录准确、清楚、全面，检查应全面仔细，并完整保存病历等所有资料，切勿遗失或涂改。

（3）避免医疗护理资料失窃和被涂改。

（4）开具验伤及诊断证明材料时，应实事求是，并经上级医师核准。对医疗护理以外的问题不便发表自己的看法。

（5）若是服毒患者，须注意将患者的呕吐物、排泄物留下送毒物鉴定。

（6）如是昏迷的伤（病）员，需与陪送者共同检查其财物，有家属在场时应交给家属（要有第三者在场），若无家属则由值班护士代为保管，但应同时有两人签写财物清单。物品交予陪送者，特别是一些贵重物品，护士要注意确认陪送者身份，避免匆忙之中造成不必要的纠纷。

学习心得：_____

二维码 1-8

伤（病）情
评估 2 与
法律问题

第二章　社区常用急救护理技术

社区护士不仅需要熟练掌握各种常用的急救技术,并且应当将常用的急救技术向社区人群普及,以提高现场自救互救的成功率。

第一节　现场心肺复苏术

脑组织在心搏、呼吸骤停 6 分钟后出现不可逆转性改变,因此一旦患者出现心搏、呼吸骤停,应立即给予基本的生命支持,尽快恢复患者的心搏和呼吸。如未能在现场得到及时正确的抢救,患者将因全身严重缺氧而死亡。这种抢救患者生命的措施被称为心肺复苏术(cardiopulmonary resuscitation,CPR)。

复苏术贯穿抢救心搏、呼吸骤停的全过程,包括基础生命支持(basic life support,BLS)、高级心血管生命支持(advanced cardiac life support,ACLS)和心搏骤停后治疗三个阶段。其中,基础生命支持是心搏骤停后抢救的基础、复苏的关键,直接决定着救护成功率。本节重点介绍基础生命支持。

BLS 又称现场 CPR,包括即刻识别心搏骤停、启动急救医疗服务体系(EMSS)、早期心肺复苏术(CPR)和迅速使用体外自动除颤器(automated external defibrillator,AED)除颤。

一般情况下,心脏停搏 10～15 秒,意识丧失;停搏 30 秒,呼吸停止;停搏 60 秒,瞳孔开始散大、固定;停搏 4 分钟,糖无氧代谢停止;停搏 5 分钟,脑细胞内 ATP 耗尽,能量代谢完全停止。故一般认为,心脏停搏 4～6 分钟脑细胞就会发生不可逆的损害。因此,尽早进行心肺复苏是保证大脑功能的关键。

　　BLS 的具体操作步骤是：检查是否发生心搏骤停，即快速检查患者意识和呼吸；如确认患者心搏、呼吸停止，应立即使患者平卧，置复苏体位；然后启动急救系统并找到体外自动除颤器（AED），再快速检查脉搏并开始进行心肺复苏和使用 AED；进行一轮胸外按压（circulation support，C）30 次后，开放气道（airway control，A），进行 2 次人工呼吸（breathing support，B）；重复 C-A-B 流程，直到患者生命体征恢复。当现场一个人急救时，遇到溺水、外伤、药物中毒、8 岁以下儿童呼吸停止，应先进行 CPR 1 分钟后再拨打"120"呼叫急救中心。

一、评估与判断

　　1. 环境评估与意识判断

　　社区急救立足现场，故应首先判定事发地是否安全、患者有无损伤迹象等。在患者耳边大声呼叫并轻轻拍患者的肩部，婴儿拍击足跟。如患者无反应、婴儿不能哭泣，即可判断无意识。

　　2. 判断呼吸与脉搏

　　一旦发现患者没有反应，医护人员应继续同时检查呼吸和脉搏，然后再启动应急反应系统或请求支援，以缩短开始首次胸部按压的时间。

　　如发现患者无呼吸或无正常呼吸（如仅有喘息样呼吸），非专业医护人员可以立即开始胸外按压，而医护人员应判断有无大动脉搏动，如无搏动立即行心肺复苏术。判断大动脉有无搏动，成人及儿童选择颈动脉，婴儿选择肱动脉，在 5～10 秒钟内判断患者有无心跳。

　　检测颈动脉，一手置于患者前额保持头后仰位，另一手的 2～3 个手指（示指、中指、无名指）触到患者喉部甲状软骨，然后手指往下滑约 2cm 到颈侧面气管和颈外斜肌之间的沟中，轻轻施压，即可触及颈动脉搏动，如图 2-1 所示。

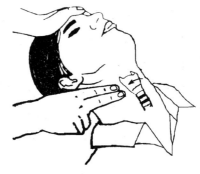

图 2-1　检测颈动脉搏动

　　3. 呼救

　　当判断患者意识丧失、呼叫不应或跌倒在地，伴大动脉搏动消失时，立即呼救，或拨打急救电话"120"。在有条件的地区,应立即找到 AED,对室颤引起的心搏骤停需尽早进行除颤。

二、胸外按压(C)

1.体位

患者仰卧于硬板床或地上,或用硬板垫于患者肩背下,下肢稍抬高以利静脉回流,头后仰 10°左右。

2.按压部位

成人、儿童在胸部正中乳头连线水平(胸骨中、下 1/3 交界处),如图 2-2所示。婴儿按压部位可取两侧乳头连线中点下一横指(约 2cm),如图 2-3 所示。

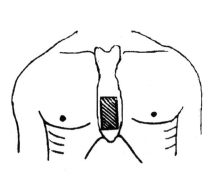

图 2-2　胸外心脏按压部位

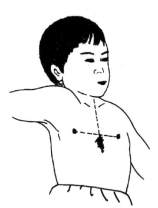

图 2-3　婴儿按压部位

3.按压手法

施救者将双手掌跟重叠,十指相扣,放于胸骨中下段,掌心翘起,手指离开胸壁,两臂伸直。利用上身重量垂直下压,使胸骨下陷,随即放松,手掌根部不离开胸壁,如此有节奏地反复进行,如图 2-4所示。

儿童(1~8 岁)复苏时可用单手掌按压;婴儿(年龄小于 1 岁)复苏,单个施救者时用 2 根手指轻轻

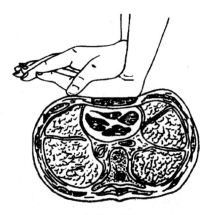

图 2-4　胸外心脏按压手法

下压,如有 2 名以上施救者,则将双手拇指环绕放在婴儿胸部中央、乳线正下方位置按压;新生儿复苏采用双手拇指环绕法。

4.下压深度

按压时,成人胸骨需下压至少 5cm,不超过 6cm;儿童约 5cm(至少为胸部前后径 1/3),婴儿约 4cm(至少为胸部前后径 1/3)。

5.按压频率

成人、儿童、婴儿的按压频率均为 100～120 次/分。

6.胸外心脏按压与人工呼吸配合

在人工气道未建立前,无论是单人进行复苏还是双人进行复苏,按30∶2 进行,即胸外心脏按压 30 次,人工呼吸 2 次。儿童、婴儿(不含新生儿)在双人 CPR 时,按压/通气比采用 15∶2;新生儿复苏按压通气比为 3∶1,每分钟 90 次按压和 30 次呼吸。如果认为心搏骤停是心源性的,施救者可以考虑采用更高的比例(如 15∶2)。

7.注意事项

(1)按压位置正确,如部位过低,则可能损伤腹部脏器或引起胃内容物反流,如部位过高,则可能伤及大血管,如偏离中线,则可能引起肋骨骨折。

(2)按压力量应均匀适度,避免冲击式按压、抬手离胸、用力过猛等,按压时手指不应压在胸壁上。

(3)向下按压和向上放松的时间相等。

(4)施救者双臂应垂直,双肩在病人胸骨上方正中,垂直施力,避免摇摆。

(5)患者睡在硬板上,头部适当放低,以避免按压时呕吐物反流入气管,也有利于脑部血供。

(6)双人进行复苏时,一人实施胸外心脏按压,另一人进行人工呼吸,保持气道通畅,并监测颈动脉搏动,评价按压效果。当胸外心脏按压者疲劳时,可在完成一组按压、通气的间隙中进行位置交换。

(7)评估、交换位置等引起按压中断,时间应尽量控制在 10 秒以内。

三、开放气道(A)

开放气道是人工吹气前至关重要的一步,其目的是维持呼吸道通畅,保障气体自由出入。

1. 基本步骤

(1)患者平卧于硬板或平地上,解开患者衣领、领带、裤带及女性的胸罩等。

(2)迅速清除患者口鼻内的污泥、杂草、土块、痰、涕、呕吐物等,使呼吸道通畅。

(3)采用仰头举颏法(单人)、托下颌法(双人)打开气道。

(4)成人头后仰的程度为下颌角与耳垂连线垂直于地面。

(5)儿童和婴儿头部后仰的程度为下颌角与耳垂连线与地面分别成60°、30°角。

2. 开放气道的方法

(1)仰头举颏法　施救者一手置于患者前额,以小鱼际侧下按前额,使患者头后仰,颈部抬起,另一只手的示指与中指靠近颏部的下颌骨的下方,将颏部向前抬起,使患者牙齿几乎闭合,如图 2-5 所示。

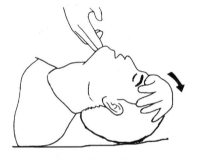 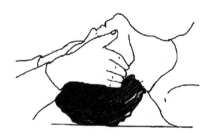

图 2-5　仰头举颏法　　　　　图 2-6　托下颌法

(2)托下颌法　施救者用两手同时将患者左右下颌骨托起,一面使其头后仰,一面将下颌骨前移,如图 2-6 所示。对头颈部外伤者,不应抬颈,以避免颈椎移位损伤脊髓。

四、人工呼吸(B)

现场急救主要采用口对口、口对鼻人工呼吸。另外,社区护士急救箱中应携带"S"形通气管,以借助此管提高通气效果。

1. 口对口人工呼吸

口对口人工呼吸是一种快速有效的向肺部供氧的措施。方法:在气道通畅的情况下,施救者用放在患者额部手的拇指和示指(食指)将鼻孔闭紧,防止吹入的气体从鼻孔漏出,深吸气后紧贴患者口唇,口对口将气吹入 2 次,随后松开鼻孔,患者借助胸廓和肺的弹性回缩排出二氧化碳,如图 2-7、图 2-8 和图 2-9所示。

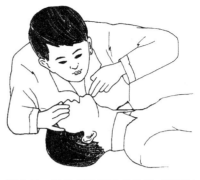

图 2-7　施救者捏紧患者鼻翼,深吸气

2.口对鼻人工呼吸

当患者口腔损伤、张口困难时,可选口对鼻人工呼吸。施救者一手置于患者前额使其头后仰,另一手提起患者下颌使上下唇闭合,深吸气后用口包住患者鼻部吹气,呼气时松手。婴幼儿可用口对口鼻人工呼吸,先将婴幼儿头后仰,轻轻抬起下颌部,使患儿口、鼻充分开放,施救者深吸气后用口包住患儿口、鼻部吹气。

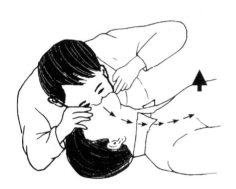

图 2-8　施救者双唇包住患者口部吹气

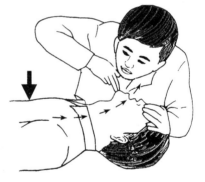

图 2-9　患者借助胸廓、肺的弹性
　　　　回缩排出气体

3.“S”形通气管通气

“S”形通气管又称急救管,有多种大小不同规格供选择,如图 2-10所示。

使用时,施救者站在患者头侧,用手指打开患者口腔,将通气管的“患者口含部”沿患者舌背向下插入,使通气管的弧度与舌背弓度相适应,通气管“腭部”应紧贴患者口唇,使吹气时不漏气,如图 2-11 所示。施救者深吸一口气,对准通气管吹气,吹气时捏紧患者鼻孔,同时观察胸廓起伏情况。

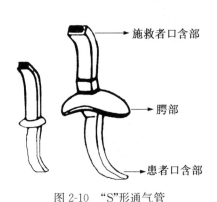

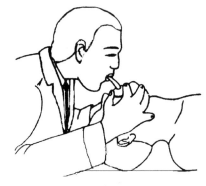

图 2-10　"S"形通气管　　　　　图 2-11　"S"形通气管通气法

4.注意事项

（1）吹气量　每次吹气量成人约 500～600mL，儿童、婴儿吹气量宜少，每次吹气时观察到胸廓隆起即可。吹气过猛可造成咽部压力超过食管开放压，从而使气体被吹入胃内，引起胃胀气。

（2）吹气速度不宜过快　每次时间＞1 秒。

（3）一岁以内的婴儿　口对口鼻吹气，每次缓慢吹气时间＞1 秒，胸廓抬起即可，每分钟 12～20 次。

（4）保持呼吸道通畅　操作前松衣领、裤带，取下活动性假牙，清除口腔及咽喉部异物、分泌物、血块等，同时防舌后垂，保持气道通畅。

（5）防止交叉感染　口对口、口对鼻人工呼吸时，注意自我保护，先垫上薄纱布，以避免直接接触，防交叉感染。

二维码 2-1

现场心肺
复苏术

学习心得：_____

_____

_____

_____

_____

第二节　应急穿刺技术

一、环甲膜穿刺或切开技术

1.适应证

各种原因引起喉梗阻,来不及行气管切开,其他通气措施失败时,行紧急环甲膜穿刺或切开,以使呼吸通畅,挽救患者生命。环甲膜穿刺或切开是上呼吸道梗阻时开放气道的应急救护措施之一,可为正规的呼吸通路的建立和维持赢得时间。这是社区护士进行此项操作的主要适应证,仅作为紧急措施。

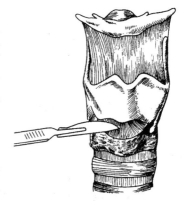

图2-12　环甲膜位置

2.环甲膜定位

环甲膜在环状软骨与甲状软骨之间,在喉结最突出点的正下方约 2～3cm 处,如图2-12所示。

3.方法

(1)患者仰卧,肩下垫一小枕,使颈部伸展。

(2)颈部皮肤常规消毒,铺无菌巾,戴无菌手套,用2%利多卡因注射液行局部麻醉。若仅做应急穿刺,则不必麻醉;紧急情况下从简。

(3)环甲膜穿刺　用左手示指、拇指固定环状软骨两侧皮肤,右手持通气的粗针头或注射器,垂直刺入环甲膜,穿过环甲膜有脱空感,针头有空气进出或回抽注射器有空气抽出,即表明穿刺成功,如图2-13所示。

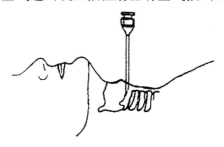

图 2-13　环甲膜穿刺

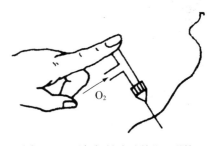

图 2-14　通气粗针头连接"T"形管

通气粗针头可选 16 号抽血用的粗针头。穿刺成功后粗针头连接"T"形管通气,"T"形管的一端连接吸氧管,下臂连接粗针头,上臂开口处以手指间歇控制呼吸,如图 2-14 所示。

(4)环甲膜切开　用手术刀先做约 2cm 的环甲膜处的皮肤横切口,分离皮下组织,露出环甲膜部,再用刀尖横形切开环甲膜约 1cm,并迅速将刀柄插入切口,并旋转 90°以保证环甲膜确实敞开,或用血管钳扩大切口。有条件的可插入小号气管导管或金属管来辅助通气。

(5)在紧急情况下,可用无菌小刀、止血钳、粗套管等来开放气道。

4.注意事项

(1)环甲膜穿刺通气用的针头及"T"形管应作为常规急救装备而消毒备用,接口完好无漏气。

(2)对于喉梗阻患者,在其他通气措施无效的紧急情况下,社区护士可用粗针头穿刺来应急,然后尽快求救和送医,尽量不进行切开操作。

(3)穿刺进针不要过深,切开时用力勿过猛,以避免损伤气道后壁黏膜,甚至损伤食道等组织。

(4)穿刺针留置时间不宜过长,一般不超过 24 小时。

(5)环甲膜切开部位应接近环状软骨的上缘,以免损伤环甲动脉吻合支。避免损伤环状软骨,以免造成喉狭窄、发声困难等严重的并发症。

(6)环甲膜切开只是应急手术,可能会引起喉头水肿、声带损伤及声门狭窄等并发症,最好在 48 小时内排除喉梗阻原因并闭合伤口或改用气管切开通气。

(7)常见的并发症有出血、窦道形成、皮下或纵隔气肿、食管穿孔等,应注意观察和预防。

二维码 2-2

环甲膜穿刺
或切开技术

学习心得:＿＿＿＿＿＿＿＿＿＿＿＿＿＿＿＿＿

＿＿＿＿＿＿＿＿＿＿＿＿＿＿＿＿＿＿＿＿＿＿＿＿

＿＿＿＿＿＿＿＿＿＿＿＿＿＿＿＿＿＿＿＿＿＿＿＿

＿＿＿＿＿＿＿＿＿＿＿＿＿＿＿＿＿＿＿＿＿＿＿＿

二、应急胸腔穿刺排气

1.适应证

应急胸腔穿刺排气适用于张力性气胸(tension pneumothorax)的应急处理。张力性气胸是由于肺或胸廓损伤,裂口与胸膜腔相通,且形成活瓣,气体随每次吸气从裂口进入胸腔,而呼气时活瓣关闭,气体只能进不能出,使胸膜腔内积气不断增多,压力不断升高,导致胸膜腔压力高于大气压。张力性气胸又称高压性气胸(high pressure pneumothorax),胸腔内高压使患侧肺严重萎缩,纵隔移向健侧,并挤压健侧肺组织,影响腔静脉回流,导致严重的呼吸和循环障碍。有些患者还可有严重的纵隔气肿或颈、面、胸部等处的皮下气肿,如图 2-15 所示。

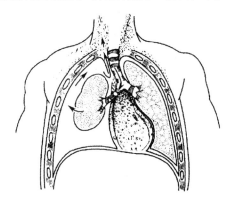 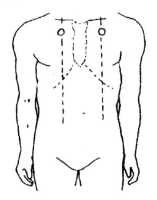

图 2-15　张力性气胸纵隔、皮下气肿　　　图 2-16　应急胸腔穿刺排气位置

2.应急胸腔穿刺排气位置

患侧锁骨中线与第 2 肋间连线处,如图 2-16 所示。

3.方法

(1)患者半坐卧位,患侧手上举,枕于头下或伸过头顶,暴露穿刺部位,如图 2-17 所示。

(2)穿刺部位皮肤常规消毒,铺无菌洞巾,戴无菌手套,用 1%～2% 普鲁卡因或 2% 利多卡因注射液在穿刺部位肋骨上缘自皮肤到胸膜壁层进行局部浸润麻醉。

(3)施救者左手示指和中指绷紧穿刺处皮肤,右手持 12 号或 16 号胸腔穿刺针,沿穿刺点肋骨上缘缓慢刺入,直至阻力消失,接上注射器,打开三通管,抽吸注射器,若有气体抽出,证明穿刺成功。紧急情况下可用粗针头穿刺胸膜腔排气减压，并在其尾部扎上橡皮手套、气球、软塑料袋或避孕套等。

（4）排气速度不宜过快，直至患者呼吸情况改善，并尽快改用胸腔闭式引流。

（5）监测循环及呼吸情况，及时送上级医院进一步处理。

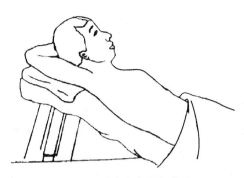

图 2-17　胸腔穿刺排气体位

4.注意事项

（1）穿刺时应由肋骨上缘进针，避免损伤肋间血管和神经。

（2）穿刺过程中患者如果出现连续的咳嗽、面色苍白、出汗、心悸、胸闷、呼吸困难等症状（胸膜过敏反应），应立即停止操作，并皮下注射肾上腺素。

（3）避免排气速度过快，第一次抽气量以不超过 1000mL 为宜。监测胸腔内压。

（4）随时观察患者面色、心率、血压、呼吸等情况，及时护送入综合性医院作进一步治疗。

（5）严格无菌操作，防止空气进入胸腔。

（6）社区护士只在情况危急、医生无法及时到场的情况下做此项操作，以挽救患者生命。

二维码 2-3

应急胸腔穿刺
排气技术

学习心得：＿＿＿＿＿＿＿＿＿＿＿

＿＿＿＿＿＿＿＿＿＿＿＿＿＿＿＿＿＿

＿＿＿＿＿＿＿＿＿＿＿＿＿＿＿＿＿＿

＿＿＿＿＿＿＿＿＿＿＿＿＿＿＿＿＿＿

＿＿＿＿＿＿＿＿＿＿＿＿＿＿＿＿＿＿

三、膀胱穿刺术

1.适应证

各种原因导致的急性尿潴留患者，导尿失败，急需暂时排出尿液以缓解膀胱内压力者。

2.穿刺部位

耻骨联合中点上方 2cm 处。膀胱充盈时,膀胱前腹膜反折处可上升至耻骨联合上方 4～6cm 处。2cm 处穿刺不至于伤及腹腔内脏器。

3.方法

(1)患者仰卧位,暴露下腹部,检查膀胱充盈情况。

(2)清洁下腹部,常规消毒、铺巾。

(3)穿刺点处用 2％利多卡因注射液进行局部浸润麻醉。

(4)将 9 号或 12 号针头接于 50mL 注射器上,于耻骨联合上方一横指(约 2cm)处进针,以穿刺点向后下方倾斜刺入膀胱内,如有脱空感,则回抽注射器,有尿液流出即示穿刺成功,然后缓慢将尿液抽出。若需较长时间的引流,可用特殊的穿刺针,由穿刺针内插入适当的导管进行尿液引流。

(5)穿刺完毕拔针,局部稍作压迫,再次消毒穿刺点,覆盖无菌敷料,用胶布固定。

4.注意事项

(1)抽尿液宜慢,每次量不宜过多,不超过 1000mL。膀胱内尿液需在2～3小时内逐步放出,以防膀胱内压力骤降,导致膀胱急性充血或出血,或腹腔内压骤降引起腹腔充血而诱发休克。

(2)对曾经有膀胱手术史的患者需特别慎重,谨防穿刺时伤及肠管。

(3)膀胱穿刺可能发生出血、尿液外溢或继发感染,应注意预防和观察。

(4)置管引流者要注意多饮水,预防泌尿道感染。

(5)穿刺前检查膀胱充盈情况时,切忌用力挤压腹部,以免造成患者不适,甚至可能导致高度充盈的膀胱因受压而破裂。

(6)社区护士在导尿失败、医生不能在短时间内到达而患者膀胱高度充盈有可能破裂的情况下才可进行此项操作,其他情况下协助医生进行穿刺。

学习心得:＿＿＿＿＿＿＿＿＿＿＿＿＿＿＿＿＿＿＿＿

＿＿＿＿＿＿＿＿＿＿＿＿＿＿＿＿＿＿＿＿＿＿＿＿＿＿

＿＿＿＿＿＿＿＿＿＿＿＿＿＿＿＿＿＿＿＿＿　二维码 2-4

＿＿＿＿＿＿＿＿＿＿＿＿＿＿＿＿＿＿＿＿＿　应急膀胱
穿刺技术

＿＿＿＿＿＿＿＿＿＿＿＿＿＿＿＿＿＿＿＿＿

四、深静脉穿刺置管术

1.适应证

救护严重创伤、休克以及急性循环衰竭患者,急需大量输液、输血和及时给药,而外周静脉穿刺失败时,宜进行深静脉穿刺置管。

2.穿刺部位

(1)股静脉穿刺点　腹股沟韧带中、内 1/3 交界处下方 2cm 左右。在髂前上棘和耻骨联合连线的中点,腹股沟韧带下方,触及股动脉搏动,在股动脉内侧约 0.5cm 处为股静脉穿刺点。

(2)颈内静脉穿刺点　右侧颈内静脉较左侧粗而直,一般选择右侧穿刺置管。穿刺点可有两处:① 高位进针点:胸锁乳突肌(外侧缘)之中点或稍上方,方向指向同侧乳头;② 低位进针点:胸锁乳突肌的两脚之间或其后脚的前缘,即胸锁乳突肌的锁骨头、胸骨头和锁骨三者所组成三角区的顶点为穿刺点,方向指向剑突,如图 2-18 所示。

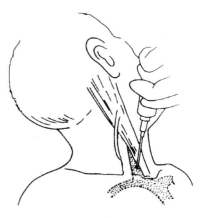

图 2-18　颈内静脉穿刺低位进针点

颈内静脉起自颅后窝后部,沿颈内动脉外侧行走,然后转至前外侧,在胸锁乳突肌下段位于其两脚间,在胸锁关节后方与锁骨下静脉汇合处,全长几乎均为胸锁乳突肌覆盖。

(3)锁骨下静脉穿刺点　有经锁骨上和锁骨下两种途径,多选择右侧。① 锁骨上途径:胸锁乳突肌的外侧缘与锁骨上缘的夹角平分线上,距顶角 0.5cm 处为穿刺点;② 锁骨下途径:锁骨中、内 1/3 交界处,锁骨下缘约0.5~1cm 处为进针点。

锁骨下静脉位于肋骨—锁骨—斜方肌三角内,其前方为锁骨,后方隔前角肌与锁骨下动脉伴行,如图 2-19 所示。锁骨下静脉直径较粗,血流量多,穿刺较易,锁骨下途径穿刺后置管固定亦较方便,较颈部、腹股沟等处受关节活动影响少。

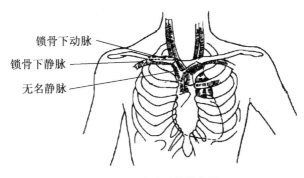

图 2-19 锁骨下静脉位置

3.方法

（1）股静脉穿刺

1）患者仰卧位，大腿外旋外展，与身体长轴成 45°，臀下垫一小枕。

2）局部常规消毒，戴无菌手套，铺巾。

3）检查并冲洗导管针及深静脉导管。

4）穿刺及置管方法：穿刺者立于穿刺侧，以左手示指在腹股沟韧带中部下方扪清股动脉搏动最明显处，右手持注射器在其内侧 0.5cm、腹股沟韧带下方约 2～3cm 处进针，与皮肤成 30°～45°刺入，至针头受阻，再边缓慢退针边回抽血液。抽得静脉回血，用左手固定针头，右手取下针筒，插入导引钢丝，取出穿刺针，导管扩张皮肤或用手术刀尖对穿刺处皮肤做一小切口，在导引钢丝引导下插入深静脉导管，取出导引钢丝，接输液输血管道，缝合固定。

（2）锁骨下静脉穿刺

1）头转向对侧，采用头低肩高位，肩胛间及穿刺侧肩下垫一薄枕，或床脚抬高 15°～25°，使中心静脉压增高，不易发生空气栓塞。一般采用右侧锁骨下静脉穿刺，因其较直易于插导管，相对较安全，而左侧靠近胸导管且胸膜顶位置较高易误伤。

2）常规消毒皮肤，铺无菌巾。

3）检查并冲洗导管针及深静脉导管。

4）用利多卡因进行局部浸润麻醉。

5）右手持穿刺针进行穿刺，锁骨下途径于锁骨中、内 1/3 交界处，锁骨下缘约 0.5～1cm 处进针，与胸壁成 30°，不得超过 45°，以免损伤胸膜。沿锁骨下缘，针尖指向锁骨内侧头上缘，以恰能穿过锁骨与第一肋骨的间隙为准,紧贴锁骨背面缓缓刺入,边进针边抽回血,一般进针 4cm 左右即可见回血。

　　锁骨上途径则于胸锁乳突肌的外侧缘与锁骨上缘的夹角平分线上,距顶角 0.5cm 处进针,进针角度 30°～40°,方向指向胸锁关节,边进针边抽回血,一般进针 2.5～4cm 即可见回血。

　　6) 见有静脉回血后固定穿刺金属针,另一手轻轻将穿刺针的外套管沿金属针头向前推进,取下注射器及金属针头,左手拇指即堵住穿刺针外套管的外口,以防空气进入静脉,右手插入导引钢丝,退出穿刺针,扩张穿刺处皮肤,在导引钢丝引导下插入深静脉导管,取出导引钢丝,接输液输血管道,用透明薄膜固定。

　　如采取有鞘导管,则穿刺见回血后,退出穿刺针头,左手拇指堵住导管鞘外口,经导管鞘插入深静脉导管,退出导管鞘,连接输液、输血装置,固定。

　　(3) 颈内静脉穿刺

　　1) 患者平卧,头低 20°～30°或肩项下垫一薄枕以暴露颈部,头转向左侧(穿刺对侧,一般选择右侧穿刺)。

　　2) 确认穿刺部位,常规消毒皮肤,戴手套,铺无菌巾。

　　3) 检查并冲洗导管针及深静脉导管。

　　4) 用利多卡因进行局部浸润麻醉。

　　5) 先探针,右手持穿刺针,以胸锁乳突肌的锁骨头、胸骨头和锁骨三者所组成三角区的顶点为穿刺点(低位进针点),朝剑突方向刺入,与皮肤成30°～40°,向下向后及稍向外进针,边进针边抽吸,若见有明显静脉回血,则表明进入颈内静脉。

　　6) 根据探针方向和角度,用深静脉套管针,以相同的位置、相同的进针方向进针,边进针边抽回血,见回血后置管同锁骨下静脉穿刺法。

　　4. 注意事项

　　(1) 严格无菌操作,避免于感染部位进针。

　　(2) 避免反复穿刺,以免形成血肿。

　　(3) 如抽出鲜红血液,表示进入动脉,应立即拔出,紧压穿刺处数分钟直至无出血为止。

　　(4) 气胸患者、肺气肿患者避免行颈内静脉及锁骨下静脉穿刺,腹腔内出血患者避免行股静脉穿刺。

　　(5) 颈内静脉、锁骨下静脉穿刺及置管输液、输血过程中,由于深静脉内压特别是吸气时常为负压,应注意避免空气进入。输液瓶绝对不能输空,更换接头时应夹管,以防空气进入引起气栓。

(6)锁骨下静脉穿刺、颈内静脉穿刺不当可能导致气胸、血胸、血肿、空气栓塞等并发症,社区护士进行应急深静脉穿刺,首选股静脉穿刺,其次选择锁骨下途径的锁骨下静脉穿刺,并注意观察并发症,边抢救边护送入上级医院作进一步治疗。

(7)颈内静脉及锁骨下静脉穿刺时,导引钢丝及深静脉导管不宜插入过深,以免深达心脏而导致相应的并发症。

(8)出血性疾病者,禁忌行深静脉穿刺。

学习心得:_____

_____

_____

_____

二维码 2-5

深静脉穿刺
置管技术

第三节　气道开放技术

一、气道异物处理技术

外来异物进入呼吸道,引起呼吸道阻塞和炎症改变。进入气道的异物大小、性质、阻塞部位的不同,其症状亦不同,主要表现为剧烈咳嗽、憋气、喘鸣、口唇和皮肤发紫、呼吸困难,高位梗阻时吸气可见"三凹症",患者有惊恐、濒死感或昏迷,严重者可在数分钟内死亡。气道异物的及时诊断对现场急救十分重要。

1.自救法

适用于异物部分阻塞气道,清醒、呼吸尚好者。当异物卡喉时,切勿离开有其他人在场的房间。

(1)自发咳嗽　患者坚持努力咳嗽,以排除异物。

(2)腹部手拳冲击法　患者一手握拳,拇指侧放在剑突与脐之间的上腹部,另一手抓住拳头,快速向上、向内猛推腹部,重复操作直至异物排出。

（3）上腹部倾压椅背法　患者靠在一固定的水平物体上,如椅背、扶手、栏杆、桌子边缘等,对着边缘压迫上腹部,快速向上冲击,重复操作直至异物排出,如图 2-20 所示。

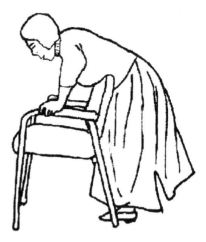

图 2-20　上腹部倾压椅背法

2.互救法

当异物卡喉无法自救或自救无效,患者出现不能说话、不能咳嗽、呼吸困难,或出现海姆立克（Heimlich）征象（即患者被异物卡喉后用一手放在喉部成"V"形手势）时,应立即进行腹部冲击法或胸部冲击法救护。腹部冲击法,又称海姆立克急救法（Heimlich maneuver）,简称海氏法,是通过肋膈下的腹部冲击,抬高膈肌,使力量作用于胸腔内气体而产生人为的气压,排出气道内异物。

腹部、胸部冲击有可能损伤腹腔、胸腔内脏器。两手叠加,间接用力,注意力量控制,避免直接冲击肋缘和胸骨。

（1）立位、坐位海氏法　适用于意识清醒的患者,操作者站在患者身后或跪于患者身后,双手环绕患者腰部,用右手握拳放在患者上腹部剑突与脐的中间,左手握住左拳压紧腹部,用力向内、向上冲击,如图 2-21、图 2-22 所示。重复操作,直至异物被排出。

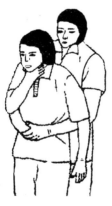

图 2-21　立位海氏法

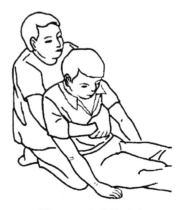

图 2-22　坐位海氏法

（2）卧位海氏法　适用于意识不清者。患者处在仰卧位，操作者骑跨于患者大腿两侧或立于患者一侧，面对患者，一只手的手掌掌根对准患者上腹部（剑突与脐之间），另一手的手掌放在其上，利用身体重量快速用力向内、向上冲击，重复操作，直至异物被排出，如图 2-23、图 2-24 所示。

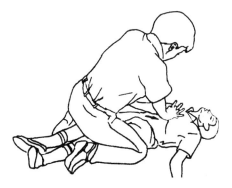
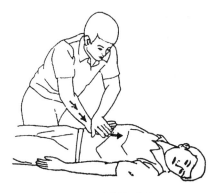

图 2-23　卧位海氏法（1）　　　　图 2-24　卧位海氏法（2）

（3）婴儿海氏法　婴儿仰卧于地面或床板上，抢救者在其一侧或使婴儿骑坐于操作者大腿上，如图 2-25 所示，用两手的中指和示指放在婴儿上腹部（剑突与脐的中点），快速向内、向上冲击，反复操作，直至异物被排出。

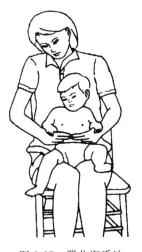

（4）站、立位胸部冲击法　适用于妊娠晚期的孕妇和明显肥胖者。操作者站在患者身后，双臂从患者腋窝下环绕患者胸部，把手握拳放在患者的胸骨中央，尽量避免压肋骨缘。另一只手握紧下方手的腕部用力向后冲击，反复操作，直至异物被排出。

（5）卧位胸部冲击法　适用于海氏法无效，且意识丧失的孕晚期孕妇和明显肥胖者。患者

图 2-25　婴儿海氏法

仰卧，操作者骑跨于患者髋部两侧或一侧，手置于胸外心脏按压的位置，一手握拳置胸骨下段，另一手握紧下方的拳头用力猛推，反复操作，直至异物被排出。

3.注意事项

（1）对任何气道梗阻患者，抢救过程中，如有心跳、呼吸停止，即刻施

行 CPR。

（2）实施腹部冲击法,定位要准;勿将手放在胸骨剑突下或肋缘下。

（3）腹部冲击要注意胃部反流导致误吸。

学习心得：_____

_____

_____

_____

_____

二维码 2-6

气道异物
处理技术

二、气管插管术

将一特制的气管内导管经口或鼻通过声门置入气管的技术,称为气管插管。气管插管能有效地保持呼吸道通畅,便于清除气道分泌物或异物,增加肺泡有效通气量,减少气道阻力及死腔,提高呼吸道气体交换的效率,便于机械通气或加压给氧。

1. 适应证

（1）呼吸、心搏骤停行心肺脑复苏者。

（2）呼吸道分泌物或血块堵塞,无力咳出引起窒息者。

（3）各种原因所致的呼吸衰竭,需要行人工机械通气者。

2. 禁忌证

（1）喉头水肿、急性喉炎、喉头黏膜下血肿、插管创伤引起的严重出血。此类患者宜行气管切开。

（2）喉部烧灼伤、肿瘤或异物嵌顿咽喉部者。

（3）颈椎骨折或脱位者。

（4）主动脉夹层血肿压迫气管者。

3. 方法

（1）根据患者个子大小,选择合适的喉镜　喉镜有直和弯两种类型的镜片,如图 2-26、图 2-27 所示,弯型镜片在暴露声门时不必挑起会厌,可减少对迷走神经的刺激,临床多用。另外,喉镜分为成人、儿童、幼儿三种规格,可根据患者身高、体重、大小选择合适的喉镜。

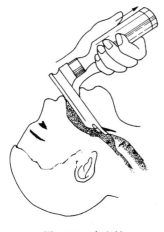

图 2-26　直喉镜

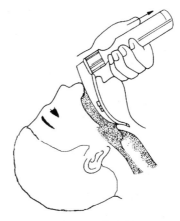

图 2-27　弯喉镜

（2）选择合适的气管导管　多选用带气囊的聚氯乙烯导管，其长度、粗细根据患者个体大小选择，表 2-1 可供参考。

表 2-1　不同年龄气管导管的选择

年　龄	导管内径/mm	F 编号	唇至气管中段的距离/cm
早产儿	2.5～3.0	10～12	10
足月产	3.0～3.5	12～14	11
1～6 个月	3.5～4.0	16	11
6～12 个月	4.0	16	12
4 岁	5.0	22	14
8 岁	6.0	26	16～17
12 岁	7.0	30	18～20
14 岁以上	7.5～10.0	32～34	20～26

（3）经口明视插管术

1）患者仰卧，肩背部、颈部垫一小枕，头后仰，抬下颌，使口、咽、喉基本处于一直线上。

2）检查口腔有无义齿或牙齿松动，如有活动性义齿，应将义齿取出。

3）尽可能用面罩和呼吸器气囊进行辅助通气（最好是纯氧）1 分钟，以改善缺氧和二氧化碳蓄积状态。

4）操作者站于患者头侧，用右手拇指推开患者下唇，示指抵住上门齿，此两指交叉用力，强迫患者张口。

5) 操作者左手紧握喉镜柄,镜片经患者右口角置入,顺右侧舌面插入,镜片抵咽部后,使右偏的镜柄转至正中位,并轻轻将喉镜向左靠,使舌偏左,扩大镜片视野。此时可见到腭垂(此为暴露声门的第一个标志),然后顺舌背将喉镜片稍深入至舌根,稍稍上提喉镜,即可看到会厌(此为暴露声门的第二个标志)。如用直型喉镜片,应继续稍深入,使喉镜片前端置于会厌软骨前,然后上提喉镜即可暴露声门。如用弯型喉镜片,其前端置于会厌与舌根交界处,向前上提起即可看到声门。如喉头张开不全,则可由助手在颈前环状软骨部位轻轻向下压,声门即可暴露。

6) 声门暴露后,右手持插有管芯的气管导管,对准声门,在吸气末顺势将导管轻轻插入气管,其深度以越过声门 3～4cm 为宜。成人从牙齿到声门的距离一般为 19～23cm,插管过声门后,确认导管在牙齿处的刻度,然后迅速拔出导管管芯。

7) 试听两侧呼吸音,注意是否对称。如两侧肺呼吸音不对称,可能为导管插入过深进入一侧支气管所致,此时将气管导管稍稍退出,至听到两侧呼吸音对称即可。如无呼吸音,通气时腹部隆起,则可能将气管导管插入了食道,应立即拔出。

8) 在气管导管旁置牙垫后,将喉镜退出。

9) 应用长胶布固定导管和牙垫。

10) 用注射器向气管导管前端的气囊内注入适量空气,一般为 3～5mL,以防止漏气和呕吐物、分泌物倒流入气管内。

11) 用吸痰管向气管内试吸分泌物,了解呼吸道通畅情况。

(4) 经鼻明视插管术 如经口插管有禁忌或口腔内插管妨碍其他手术进行时可采用此法。

1) 检查患者鼻腔情况,有无鼻中隔偏曲、息肉等异常情况,选择适合插管的鼻孔。

2) 选择大小合适的不带气囊的气管导管,并在导管前端涂消毒凡士林油,也可向插管鼻孔滴入少量石蜡油。

3) 患者体位同经口插管。将导管与患者面部呈垂直方向插入鼻孔,沿下鼻道经鼻底部,出鼻后孔,至咽喉部。插入导管深度相当于鼻翼至耳垂长度。用喉镜暴露声门,右手继续将导管插入,使其通过声门进入气管。如有困难,可用插管钳夹持导管前端并挑起,然后由助手将导管送入声门。其他步骤同经口明视插管。

（5）经鼻盲探插管术　适用于张口困难或喉镜无法全部置入口腔的患者。其插管方法为：右手持导管经鼻腔插入，出鼻后孔后，需依据导管内呼吸气流声音的强弱来判断管口与声门的距离，导管口越正对声门，声音越响。左手调整头位，右手调整导管位置，同时将耳凑近导管外口，倾听气流声响，若听到较响的气流声，表示导管口接近声门，用左手托住患者枕部并将头稍稍抬起前屈（图 2-28），当患者呼气时，在导管内便可听到最清晰的管状呼吸音，此时右手将导管轻轻推入。进入气管后，导管推进时的阻力减弱，管内有气体呼出。如阻力减小而气流声中断，为误入食道，可能为头部前屈过度所致，应将头向后稍仰，退出导管少许，使导管尖上翘以对准声门，继续轻轻插入。其他措施同上。

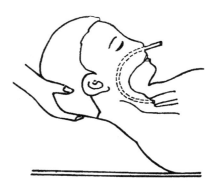

图 2-28　经鼻盲探插管术

4.注意事项

（1）根据患者年龄、性别、身材大小、插管途径来选择适宜的气管导管、喉镜型号。

（2）插管时动作要轻、稳、准，避免损伤组织。

（3）插管时勿使用门牙为着力点，避免损伤牙齿。气囊充气压强应≤20cmH_2O(1cmH_2O≈98Pa)，以免压迫气管黏膜。

（4）插管完成后应听诊腹部、两侧胸部呼吸音，观察胸廓起伏运动，确认插管位置是否正确。

（5）气管插管不宜长时间保留，可根据病情需要及时进行气管切开。

学习心得：_____

_____

_____

_____

_____

二维码 2-7

气管插管术

三、咽插管

1.适应证

昏迷患者,其肌张力减低,舌根后坠可阻塞上呼吸道,导致呼吸困难。借助口咽或鼻咽通气管进行咽插管,可临时紧急打开气道,尽快解除呼吸道阻塞。

(1)口咽通气管　口咽通气管有橡胶、塑料或金属制品,大小分为成人、儿童、婴幼儿几种规格。口咽通气管容易插入,并能提供较为宽阔的气道,临床应用广泛。口咽通气管仅用于昏迷患者。对于清醒患者,强行插入鼻咽或口咽通气管容易诱发喉痉挛或恶心、呕吐。

(2)鼻咽通气管　为柔软的橡胶或塑料制品,通常也可用粗细合适、柔软的短气管导管代替,适用于牙关紧闭或下颌强硬无法经口插入口咽通气管者。

2.方法

(1)口咽通气管法

1)仰卧位,头后仰。

2)确定口咽通气管长度和大小,如图 2-29A 所示。

3)用手或张口器打开患者口腔,清除口腔异物,用温水润滑口咽通气管。

4)沿舌上方反向旋插入口腔(口咽通气管凹面朝向头顶部),如图 2-29B所示。

5)当通气管插入到 1/2 长时,将舌压向一侧,使管端达舌根深部,然后将通气管旋转 180°,如图 2-29C 所示,再继续插至咽喉部。

6)调节口咽通气管位置,当确定有气体进出时,表明插管成功,如图 2-29D所示。

(2)鼻咽通气管法

1)选择小于鼻腔口径的导气管,表面涂以润滑油。

2)沿鼻腔底部,与腭平板平行的方向插入,直至感到过鼻咽腔转角处。

3)边插管边监听,如有气体进出导管外口,表明插管成功。

4)妥善固定鼻咽通气管。

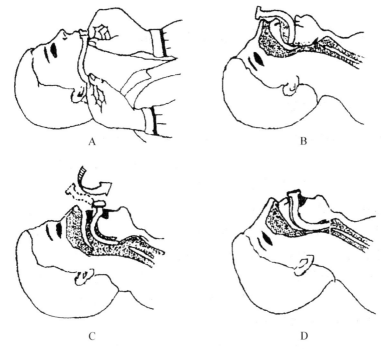

图 2-29　口咽通气管插入方法

3. 注意事项

（1）选择大小合适的导管，插管动作轻柔，充分润滑鼻咽通气管插管，避免黏膜损伤。

（2）导管选择不当或操作失误，有可能将舌背推至咽腔而加重气道阻塞，应注意避免。

（3）口咽插管时避免将舌夹于导管和门齿之间，以防舌头损伤。

（4）注意观察呼吸情况，妥善固定。

学习心得：＿＿＿＿＿＿＿＿＿＿＿＿＿＿＿＿

＿＿＿＿＿＿＿＿＿＿＿＿＿＿＿＿＿＿＿＿＿＿

＿＿＿＿＿＿＿＿＿＿＿＿＿＿＿＿＿＿＿＿＿＿

＿＿＿＿＿＿＿＿＿＿＿＿＿＿＿＿＿＿＿＿＿＿

＿＿＿＿＿＿＿＿＿＿＿＿＿＿＿＿＿＿＿＿＿＿

二维码 2-8

咽插管

第四节　外伤止血、包扎、固定、搬运技术

一、外伤止血技术

出血是各种外伤的主要并发症,创伤性大出血是伤后早期死亡的主要原因之一。当失血量达到总血量的 20% 以上时,可出现明显的失血症状和体征,如头晕头昏、脉搏增快、血压下降、出冷汗、脉搏细弱等;如果失血量达到总血量的 40%,就有生命危险;如果出血速度很快,失血量达到总血量的 30%,即有可能危及伤员生命。因此,要尽快做到有效止血。

外伤出血分为内出血和外出血两类。内出血指各种内脏器官的出血,血液流向胸腔、腹腔、颅腔或经消化道、呼吸道、尿道排出,大部分内出血需要手术治疗,主要在医院内抢救;外出血主要是外伤导致组织损伤,血管破裂使血液直接从伤口处流至体外,是现场止血急救的重点。

外出血主要表现为伤口的出血。伤口出血分为动脉出血、静脉出血和毛细血管出血。动脉出血时血色鲜红,呈喷射状、速度快;静脉出血时血色暗红,呈持续涌出状、速度较慢;毛细血管出血时血色较为鲜红,自伤口渐渐流出,出血点不易判明。

常用的止血方法有以下 4 种:

1. 指压止血法

在出血动脉的近心端,用手指将动脉压在骨骼上,以压闭血管,阻断血流,达到临时止血的目的。指压止血法适用于头、面及四肢较大的动脉出血。主要用于短时急救,压迫时间不宜过长,在指压止血的同时必须做好进一步处理的准备,采取止血带、加压包扎等方法止血。

救护者采用指压止血法必须熟悉身体各部位动脉走向及压迫点。常用的压迫点有:

(1) 头顶、颞部出血　一侧头顶部、颞部出血,可用示指或拇指压在伤侧耳前方搏动点(颞浅动脉)止血,如图 2-30 所示。

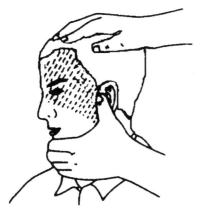
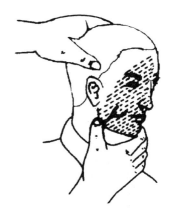

图 2-30　颞浅动脉指压法　　　　图 2-31　面动脉指压法

（2）颜面部出血　用示指或拇指在伤侧下颌角下缘前方约 1～2cm 的凹陷处，将面动脉压于下颌骨上，如图 2-31 所示。

（3）头颈部大出血　颈部、面部、头皮部出血，用拇指或其他四指压在同侧胸锁乳突肌和气管之间的较强搏动点，将颈总动脉压向第六颈椎横突上，以达到止血目的，但不能同时压迫两侧，以避免阻断全部脑血流，如图 2-32 所示。

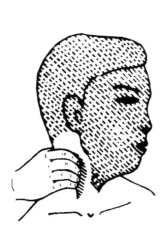
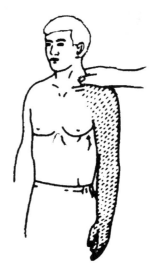

图 2-32　颈总动脉指压法　　　　图 2-33　锁骨下动脉指压法

（4）肩部、腋部、上臂出血　用拇指或其他四指压迫伤侧锁骨上窝中部的搏动点，将锁骨下动脉压于第一肋骨上，如图 2-33 所示。

（5）前臂出血　稍曲肘部,压迫伤侧上臂内侧中段(肱二头肌内侧沟)搏动点,将肱动脉压向肱骨,如图2-34所示。

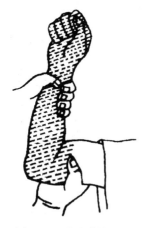
图 2-34　肱动脉指压法

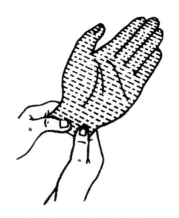
图 2-35　尺、桡动脉指压法

（6）手部出血　用双手在腕关节内外侧将尺、桡动脉压于尺、桡骨上,如图2-35所示。

（7）大腿出血　大腿及其以下动脉出血,自救者可用双手拇指重叠用力压迫腹股沟韧带中点稍下方的搏动点,如图2-36所示。互救时,也可用一手手掌压迫,另一手压在其上。

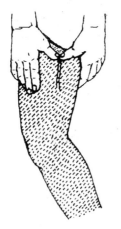
图 2-36　股动脉指压法

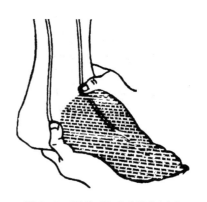
图 2-37　胫前、胫后动脉指压法

（8）足部出血　用双手拇指分别压迫足背中部近踝关节处的搏动点（胫前动脉）和足跟与内踝之间的搏动点（胫后动脉）止血，如图 2-37所示。

2.加压包扎止血法

加压包扎止血法是最常用的止血方法，适用于毛细血管出血和静脉出血。用无菌纱布、急救包或干净毛巾、布类，折叠成比伤口稍大的敷料覆盖伤口，外面用绷带、布条或条状三角巾加一定压力包扎，其松紧以能控制出血为度。必要时可将手掌放在敷料上均匀加压，一般 20 分钟左右即可止血。此法有临时止血和包扎的双重作用，且便于搬运（包扎方法详见包扎技术）。

学习心得：_____

_____

_____

_____

二维码 2-9

止血技术
（指压、包扎法）

3.强屈关节止血法

强屈关节止血法多用于肘或膝关节以下的出血，在无骨、关节损伤的情况下使用。在肘窝、腘窝处垫以棉垫卷或绷带卷，将肘关节或膝关节尽力屈曲，借衬垫物压住动脉，并用绷带或三角巾将肢体固定于屈曲位，以阻断关节远端的血流而达到止血的目的，如图 2-38 所示。

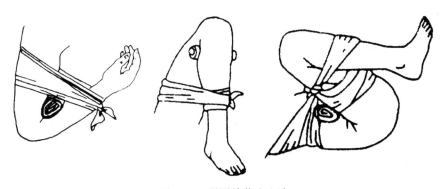

图 2-38　强屈关节止血法

4. 止血带止血法

止血带止血法一般用于加压包扎无效的四肢大动脉出血。在紧急情况下也可用三角巾、绷带等代替止血带,但不可用绳索或电线之类代替。止血带使用不当可造成肢体缺血性坏死,因此使用时必须做明显标志,注明和计算时间,连续阻断血流时间少于1小时。

(1) 绑扎方法

1) 橡皮止血带法:先抬高伤肢,使静脉血液尽量回流,以减少伤肢瘀血肿胀。选择出血部位近侧端绑扎止血带,在绑扎处垫纱布或棉花、毛巾或衣服等作为衬垫,然后用止血带在衬垫上扎第一道,第二道压在第一道上并适当勒紧。扎止血带时,一手掌心向上,手背贴紧肢体,止血带一端用虎口夹住,留出长约10cm的一段,另一手拉较长的一端,适当拉紧拉长,绕肢体2～4圈,以前一手的示指和中指夹住橡皮带末端用力拉下,使橡皮带末端压在紧缠的橡皮带下即可,如图2-39所示。

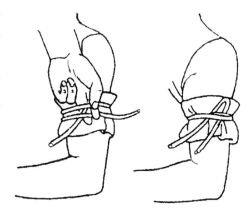

图 2-39　橡皮止血带止血法

2) 充气止血带法:在出血部位近端绑扎充气止血带,充气至一定的压力。充气止血带与体表接触面积较大,施压均匀,可减少局部组织和神经损伤。成人压强为33.3～39.9kPa(250～300mmHg),儿童压强为20～26.6kPa(150～200mmHg)。

3) 勒紧止血法:适用于四肢动脉出血,在出血伤口的近心端用绷带或三角巾叠成带状或就地取材用一些布料等勒紧止血。方法是将三角巾等叠成带状,绕肢体一圈为衬垫,第二圈压在第一圈上面勒紧打结,如图2-40所示。也可在出血动脉近心端相应的体表上放一敷料卷或用毛巾、衣服折叠而成,以此为垫,再用叠成带状的绷带或三角巾或就地取材使用布条等,绕肢体数圈,勒紧打结,如图2-41所示。

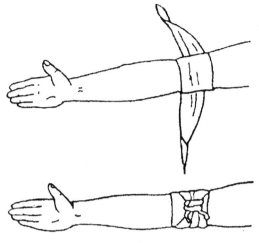

图 2-40　勒紧止血法

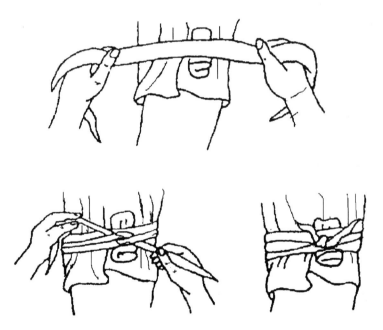

图 2-41　加垫勒紧止血法

4) 绞带止血法:抢救现场可用三角巾或布块折叠成带状,平整地绕在伤肢上,两端打一活结,并在结下放一小木棒,逐渐绞紧至刚好止血为度,然后固定木棒,其步骤为一提二绞三固定,如图 2-42 所示。

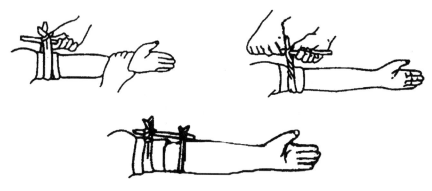

图 2-42　绞带止血法

（2）止血带使用的注意要点

1）结扎部位应尽量靠近出血伤口的近心端，以减小结扎后肢体缺血的范围。上臂扎止血带时，不可扎在中段 1/3 处，以防压迫桡神经。前臂、小腿动脉在两骨之间，上止血带无效，不宜选用。

2）在扎止血带处，必须安放软衬垫，不可直接将止血带绑扎在皮肤上，否则易造成皮肤坏死。

3）结扎松紧度要适宜，过紧容易损伤神经、血管等组织，过松仅压住静脉，反而加重出血。故一边结扎止血带一边要观察远端动脉搏动情况，当动脉搏动消失、出血停止即可。

4）止血带使用时间，原则上越短越好，一般不应超过 1 小时。如需要超过 1 小时者，应每小时放松 2～3 分钟。松开时局部加压止血，可暂时恢复肢体血供。因此，上止血带后必须做好标记，写明开始时间。上好止血带后，包扎伤口，适当固定肢体，尽快转送到就近有条件的医疗单位，及早改用钳夹、结扎等手术方法止血。

学习心得：_____

_____

_____

二维码 2-10

止血技术（强屈
关节、止血带）

_____

_____

二、外伤包扎技术

体表各部位的伤口除需要采用暴露疗法外,均需包扎。包扎的目的是:保护伤口,防止感染和再损伤;加压包扎止血;固定敷料、限制肢体活动及骨折固定等。包扎材料有卷轴绷带、三角巾、四头带等,紧急情况下可就地取材,如清洁毛巾、衣服、手帕、床单等均可用于包扎。

1. 卷轴绷带包扎法

选择宽度合适的绷带卷,不使用潮湿或污染的绷带,包扎四肢应自远心端开始,指(趾)尽量外露,以便观察血循环。每包扎一周应压住前一周的1/3~1/2,包扎开始与终末时均需环绕两周,包扎结束时不要在身体受压部位或伤口上面打结。包扎时用力要均匀,松紧适度,达到牢固、舒适、整齐、美观的要求。基本包扎方法如下:

(1)环形包扎法 在包扎部位原处环形重叠缠绕,第一周可以斜缠绕,第二、三周作环形缠绕,并将第一周斜出圈外的绷带角折回圈内压住,可防止绷带松动滑脱,如图2-43所示。该法适用于肢体粗细一致的部位,如颈、腕、胸、腹等处,或绷带包扎开始与结束时。

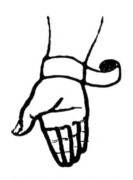
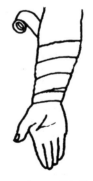

图 2-43 环形包扎法　　　　图 2-44 蛇形包扎法

(2)蛇形包扎法 又称斜绷法,先将绷带以环形包扎法缠绕数圈,然后以绷带宽度为间隔,斜形上缠,各周互不遮盖,如图2-44所示。该法用于临时固定敷料或夹板。

(3)螺旋形包扎法 先将绷带在要包扎部位的远端环形绕两圈,然后将绷带绕肢体螺旋状缠绕,后一周压住前一周的1/3~1/2,如图2-45所示。该法适用于肢体粗细相近的部位,如上臂、大腿、躯干等。

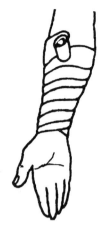

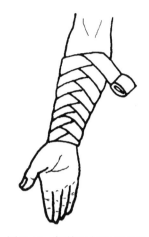

图 2-45　螺旋形包扎法　　　　　　图 2-46　螺旋反折形包扎法

（4）螺旋反折形包扎法　又称折转法，在螺旋形的基础上每周反折成等腰三角形，每次反折处需对齐，以保持美观，如图 2-46 所示。该法适用于包扎肢体粗细不均的部位，如小腿、前臂等。

（5）回返形包扎法　适用于包扎头顶或残肢端。第一圈自顶端正中开始，分别向两侧回返，直至顶端包没为止，再进行环形包扎以固定，比较有代表性的是头部帽状包扎法，如图 2-47 所示。

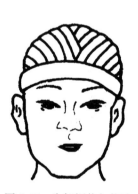

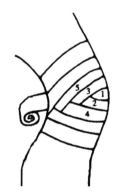

图 2-47　头部帽状包扎法　　　　　图 2-48　膝关节"8"字形包扎法

（6）"8"字形包扎法　在伤处上下，将绷带由上而下，再由下而上，按"8"字的书写路径包扎，交叉缠绕，每周遮盖上周的 1/3～1/2，如图 2-48、图 2-49所示。该法常用于包扎关节处以及前臂、小腿等。

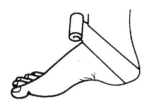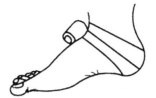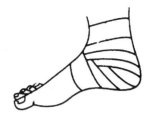

图 2-49　踝关节"8"字形包扎法

学习心得: ＿＿＿＿＿＿＿＿＿＿＿＿＿＿＿＿＿＿＿

＿＿＿＿＿＿＿＿＿＿＿＿＿＿＿＿＿＿＿＿＿＿＿＿

＿＿＿＿＿＿＿＿＿＿＿＿＿＿＿＿＿＿＿＿＿＿＿＿

＿＿＿＿＿＿＿＿＿＿＿＿＿＿＿＿＿＿＿＿＿＿＿＿

＿＿＿＿＿＿＿＿＿＿＿＿＿＿＿＿＿＿＿＿＿＿＿＿

二维码 2-11

包扎技术
（绷带法）

2.三角巾包扎法

三角巾是各种战伤、创伤最常用的现场包扎用品,由边长为 1m 的正方形白布对角剪成两块制成,适用于身体任何部位的包扎,使用方便,包扎面积大。

三角巾可折成条带、燕尾巾使用。条带:将三角巾顶角折向底边中央,然后根据需要折叠成一定宽度的条带;燕尾巾:从三角巾顶角偏左或偏右的位置到底边中点对折,将三角巾折叠成燕尾形,可根据包扎部位的不同调整燕尾巾夹角的大小;双燕尾巾:将两条单燕尾巾联结在一起便成为双燕尾巾。

三角巾包扎的操作要领是:边要固定,角要拉紧,中心要伸展。

（1）头部包扎法

1）帽式包扎法:将三角巾的底边向上反折约 3cm,其正中部放于伤员的前额,与眉平齐,顶角拉向头后,三角巾的两底角经两耳上方,拉向枕后交叉,交叉时将顶角压在下面,然后绕到前额,打结固定,如图 2-50 所示。

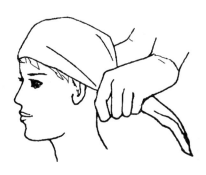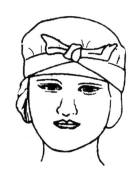

图 2-50　三角巾头部帽式包扎法

2）风帽式包扎法：将三角巾顶角和底边中点各打一结，做成风帽状，将顶角结放于额前，底边结放在枕部下方，包住头部，两底角拉紧，向外反折包绕下颌，然后拉到枕后，打结固定，如图 2-51 所示。

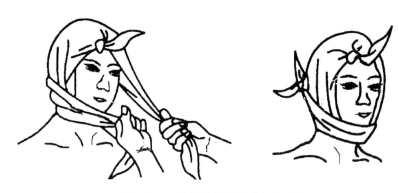

图 2-51　三角巾头部风帽式包扎法

（2）面部包扎法　采用面具式包扎法，将三角巾顶角打一结，顶角结放在下颌，底边平放于头顶并拉向枕后，将底边左、右角提起拉紧，交叉压住底边，两头绕至前额打结，在眼、鼻、口处分别剪一小孔，如图 2-52 所示。也可反式包扎，即将三角巾顶角的结放于头顶，然后将三角巾罩于面部，将左、右两角拉到枕后交叉，将底边左、右角提起拉紧，交叉至前额打结，在口、鼻、眼处分别剪一小孔。

（3）眼部包扎法　做单眼包扎时，将三角巾折成 4 指宽带状，将其 2/3 向下、1/3 向上斜放在伤眼上，下侧长端经伤眼侧耳下向后绕至健侧耳上至前额，与另一端相交，并压在其上，随之将短侧端压在健侧眉上，向下、向外反折并拉向枕后，与对侧长头在健侧额部打结，如图 2-53 所示。

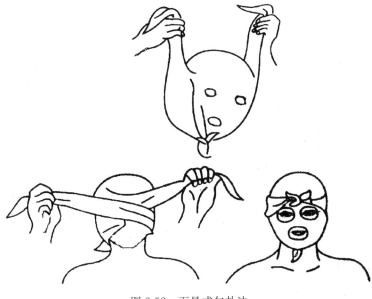

图 2-52　面具式包扎法

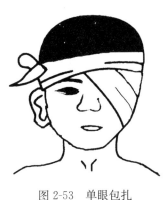

图 2-53　单眼包扎

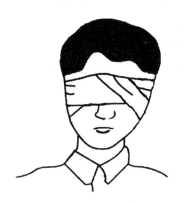

图 2-54　双眼包扎

做双眼包扎时,将三角巾叠成四指宽的长条,其中央部斜压于一侧伤眼,下端经耳下绕枕后从对侧耳上至额部压住另一端,再将布带上端反折向下,盖住另一伤眼,再绕至耳下,经枕下至对侧耳上打结,如图 2-54所示。

(4) 下颌部包扎法　将三角巾底边折至顶角呈四横指宽,留出顶角及系带,将顶角及系带放于后颈正中,两端往前,左端包裹下颌,至伤员右耳前与右端交叉,两端分别经耳前与下颌部,在头顶连同系带拉上一同打结,如图 2-55 所示。

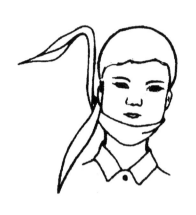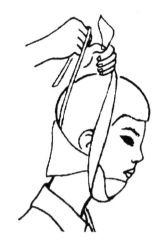

图 2-55　下颌部包扎法

（5）肩部包扎法　单肩包扎时，三角巾折成燕尾巾，把燕尾巾夹角朝上，放在伤侧肩上。燕尾巾底边包绕上臂上部打结，然后两燕尾角分别经胸、背拉到对侧腋下打结，如图 2-56 所示。双肩包扎时，将三角巾折成双燕尾巾，两燕尾角等大，夹角朝上对准项部，燕尾披在双肩上，两燕尾角分别经左、右肩拉到腋下与燕尾底角打结。

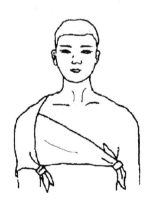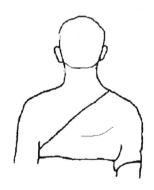

图 2-56　三角巾肩部包扎

（6）上肢包扎法　将三角巾一底角打结后，套在伤侧手上，结之余头留长些备用，另一底角沿手臂后侧，拉到对侧肩上，顶角包裹伤肢，前臂屈至胸前，拉紧两底角打结，如图 2-57 所示。

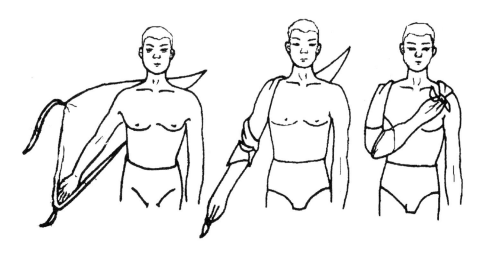

图 2-57 三角巾包扎上肢

(7) 胸部包扎法

1) 单胸包扎:将三角巾底边横放在胸部,位于伤部下方,顶角越过伤侧肩,垂向背部,三角巾的中部盖在胸部的伤处,两端拉向背部打结,顶角也和该结一起打结,如图 2-58 所示。

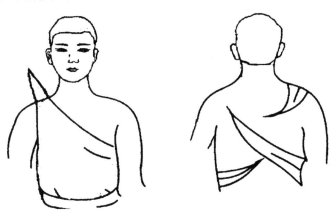

图 2-58 单胸包扎

2) 双胸包扎:将三角巾折成两角相等的双燕尾巾,底边反折一道边,横放于胸部,两角向上,分放于两肩上并拉至颈后打结,再用顶角带子绕至对侧腋下打结,如图 2-59 所示。

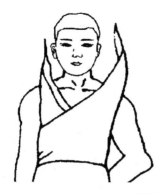
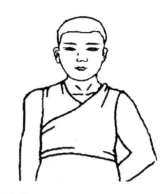

图 2-59　双胸包扎

三角巾、燕尾巾包扎背部方法与胸部相同,只是位置相反,结打于胸部。

(8) 下腹部包扎法

1) 燕尾巾包扎下腹部:燕尾巾底边系带围腰打结,夹角对准大腿外侧中线,前角大于后角并压住后角,前角经会阴向后与后角打结。

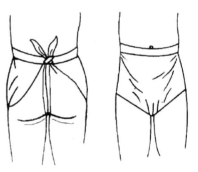

2) 三角巾包扎下腹部:三角巾顶角朝下,底边横放于脐部,拉紧底角至腰部打结,顶角经会阴拉至臀上方,同底角打结,如图 2-60 所示。

图 2-60　三角巾下腹部包扎

臀部包扎方法与下腹部包扎相同,只是方向相反。

(9) 小腿和足部包扎法　将脚放在三角巾近底边的一侧,提起较长一侧的巾腰包裹小腿打结,再用另一边底角包足,绕脚腕打结于踝关节处,如图 2-61 所示。

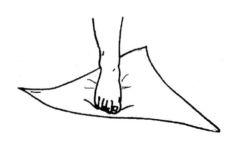
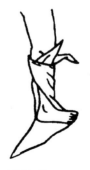
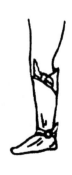

图 2-61　三角巾足部、小腿包扎

（10）膝关节包扎法　先将三角巾折成适当宽度的带,然后将其中部放在膝盖上,两端拉至膝后交叉,一端在上,一端在下,再由前向后绕至膝外侧打结。此法适用于四肢各部位伤口的包扎。

3.四头带包扎法

将绷带的两头剪开即成“四头带”,常用于下颌、枕、额等部位包扎,如图 2-62 所示。

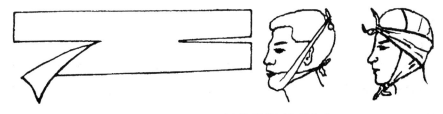

图 2-62　四头带及下颌、枕部的四头带包扎

4.包扎的注意事项

（1）根据包扎部位,选用宽度适宜的绷带或大小合适的三角巾。

（2）患者安置在舒适体位,包扎的肢体必须保持在功能位置,如包扎肘关节时,应将肘关节屈成 90°,前臂半旋前,拇指垂直指向上;包扎膝关节时,应置膝关节于轻度屈曲位。需要抬高肢体时,应给予适当的扶托。

（3）包扎前应清洁、擦干包扎部位皮肤,皱褶处如腋下、腹股沟等,应用棉垫或纱布作为衬垫,骨隆突处也用棉垫保护。

（4）包扎伤口时,先盖上消毒纱布,然后再用绷带等包扎。操作谨慎,不要触及伤口,以免加重疼痛或导致伤口出血及污染。

（5）包扎时,左手拿绷带头端贴于包扎部位,并拉紧固定,右手拿绷带卷,带卷朝上,一边包扎一边松开带卷,先环绕两圈固定绷带头,再按需要包扎。

（6）包扎时,从远心端向近心端包扎,松紧要适宜,过紧会影响局部血液循环,过松易致敷料脱落或移位。绷带固定的结应放在肢体的外侧,忌在伤口上、骨隆突处或易于受压的部位打结。

（7）解除绷带时,以两手互相传递松解。紧急情况下或绷带已被伤口分泌物浸透干涸时,可用剪刀剪开。

二维码 2-12

包扎技术
（三角巾法）

三、固定技术

固定的目的在于限制受伤部位的活动，从而减轻疼痛，避免骨折断端活动而损伤血管、神经及重要脏器；固定也利于防治休克，便于伤员的搬运。

1. 固定器材

常用的固定器材是夹板，有木质夹板、金属夹板、可塑性夹板、充气夹板等。在抢救现场还可因地制宜选用竹板、木棒、树枝等代替。紧急情况下，可直接借助患者的健侧肢体或躯干进行临时固定。

2. 常用固定方法

（1）肱骨骨折固定　用长、短两块夹板，长夹板放于上臂的后外侧，短夹板置于前内侧（如用一块夹板，则应将夹板置于外侧，在骨折部位上下两端固定），再用三角巾将上肢悬吊在肘关节屈曲 90°位，如图 2-63 所示。

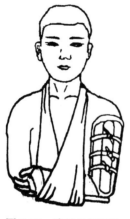

图 2-63　肱骨骨折固定

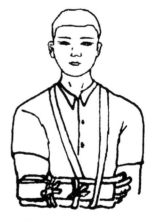

图 2-64　尺、桡骨骨折固定

（2）尺、桡骨骨折固定　　两块夹板分别置于前臂掌侧和背侧,其长度超过肘关节至腕关节(如用一块夹板,则将夹板置于掌侧或背侧),再用绷带于骨折两端固定,将肘关节屈曲90°悬吊在胸前,如图2-64所示。

（3）股骨骨折固定　　将两块夹板分别置于下肢内外侧或仅在下肢外侧放一块夹板,外侧夹板从腋下至足跟下3cm,内侧夹板从腹股沟至足跟下3cm,然后绷带分段将夹板固定。踝关节保持在背屈90°位置上,如图2-65所示。

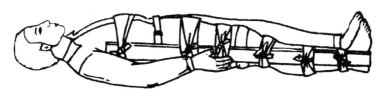

图 2-65　股骨骨折固定

（4）胫、腓骨骨折固定　　两块夹板分别置于下肢内外侧,长度从足跖至大腿,稍超过膝关节即可,用绷带分段扎牢。

对于下肢骨折患者,紧急情况下,可将患者两下肢并紧,两脚对齐,在关节与两小腿之间的空隙处垫以棉垫或其他软织物,将健侧下肢与伤肢分段绑扎固定在一起。

（5）脊柱骨折固定　　伤员卧于硬板床上,必要时,可用绷带将伤员固定于木板上。颈椎骨折者保持头部于中立位,在头的两侧各垫枕头或衣服卷,限制头部前后、左右晃动。搬运脊柱骨折患者时要整体搬动,避免脊柱扭曲而导致脊髓损伤。

3. 注意事项

（1）骨折后的固定是现场救护的常用技术,实施固定时要注意伤员的全身情况,如心脏停搏要先复苏,休克患者要先抗休克或同时处理休克,大出血者要先止血包扎后固定。

（2）骨折的固定不是让骨折复位,而是防骨折断端移位,因此开放性骨折端不应回纳。

（3）大腿和脊柱骨折,一般应就地固定,如情况不许可,可先抢救后固定。

（4）四肢骨折,先固定骨折的上端,再固定骨折的远端。

（5）固定器材不直接接触皮肤,尤其是骨突处和固定器材的上下两端应垫以适量的棉花、毛巾或衣物等,防皮肤损伤。

(6) 夹板要放在受伤部位的对侧或两侧,固定时至少包扎缠绕两处,松紧适度,一般以使捆扎带的带结能向远近两侧较容易地移动 1cm 为度。

(7) 如使用充气夹板的患者进行空运,升空后适当放气少许,以免高空气压低使充气夹板过度膨胀而压迫肢体。

(8) 运送途中,条件允许时适当抬高患肢,以利肢体血液回流,以减轻疼痛和肿胀。

(9) 密切观察伤情,包扎、固定的肢体应露出肢端,以观察末梢血液循环情况。

二维码 2-13

固定技术

学习心得:_____

_____

_____

_____

_____

四、搬运技术

急、危、重伤(病)员在现场救护后,由于发病现场条件的限制和抢救的需要,特别是现场仍存在伤害因素时,需要将伤(病)员转移到更合适的场所作进一步的救治。现场搬运多采用徒手搬运,也可使用一些专用搬运工具或临时制作的简单搬运工具,但不要因寻找搬运工具而贻误抢救时机。

现场搬运伤(病)员的基本原则是及时、迅速、安全地将伤(病)员搬至安全地带,防止再次损伤。搬运方法有徒手搬运与器械搬运。徒手搬运不需要任何工具,器械搬运最常用的工具是担架,有帆布担架、铲式担架、四轮担架等。现场救护也可就地取材制作一些简便的搬动工具,如用椅子、门板、毯子等来搬运。

1. 徒手搬运法

适用于转运路程较近,伤(病)情较轻,或者急需要将伤(病)员脱离危险环境的情况。

（1）单人搬运法

1）挽扶法：救护者站在伤（病）员一侧，伤（病）员近侧手臂揽住救护者头颈，救护者用外侧手牵住伤（病）员的手腕，另一手伸过伤（病）员背部扶持其腰，使其身体略靠近救护者，扶持着行走。适用于能站立行走、伤（病）情较轻者。

2）抱持法：救护者将伤（病）员抱起行走，一手托其背部，一手托其大腿，伤（病）员若有知觉，可让其一手抱住救护者的颈部，如图 2-66 所示。

3）背负法：救护者站在伤（病）员前面，下蹲，将伤（病）员上肢从肩部拉向自己胸前，使伤（病）员前胸紧贴救护者后

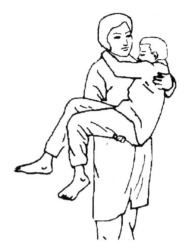

图 2-66　抱持法

背，站立，再用双手反托伤（病）员大腿中部，使其大腿向前弯曲，上身略向前倾斜行走。如伤（病）员卧于地上不能站立，救护人员可躺于伤（病）员一侧，一手紧握伤（病）员的手，另一手抱其腿，用力翻身，使其负于救护者背上，而后慢慢站起。背负法如图 2-67 所示。背负法也可在背部挂一木棒，以辅助搬运，如图 2-68 所示。

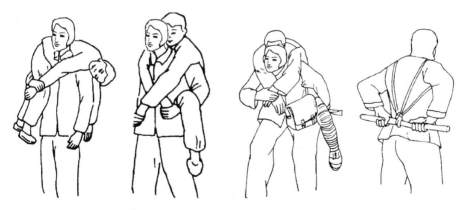

图 2-67　背负法　　　　　　　　　图 2-68　加棒背负

背负法不宜用于心脏病、哮喘、急性呼吸窘迫综合征、胸部创伤者。

（2）双人搬运法

1）椅托式：两名救护者面对面站立于伤（病）员两侧，弯腰，各以一手伸入伤（病）员大腿下方而相互十字交叉握紧，另一手彼此交替支持伤（病）员背部。或者救护者右手紧握自己的左手手腕，左手紧握另一救护者的右手手腕，以形成口字形，托住伤（病）员。救护者手握紧，移步一致，伤（病）员双臂必须搭在两名救护者的肩上，如图 2-69 所示。

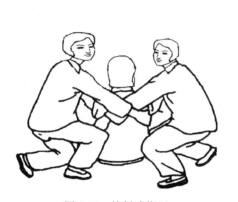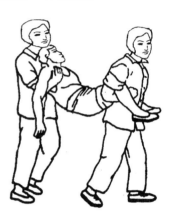

图 2-69　椅托式搬运　　　　　图 2-70　拉车式搬运

2）拉车式：一名救护者站在伤（病）员头部，两手从其背面插到腋前，将其头部抱在胸前，另一名救护者站在伤（病）员两腿之间，夹住伤（病）员两腿，两人步调一致前行，如图 2-70 所示。

3）平抱或平抬法：两名救护者并排将伤（病）员平抱，也可一前一后、一左一右，一人托住颈肩部和腰部，另一人托住臀部和腿部，步调一致将伤（病）员平抬，如图 2-71 所示。

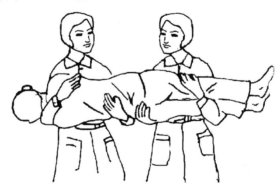

图 2-71　双人平抬法

（3）三人或多人搬运法　三人站在同一侧，甲抱住伤（病）员的头颈、肩背部，乙抱住腰部和臀部，丙抱住双腿部、双脚，如图 2-72 所示。注意步调协调、口令一致，平稳搬运伤（病）员。

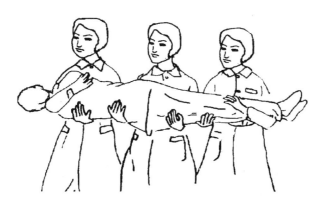

图 2-72　三人搬运法

若搬运人员在四人或四人以上，可面对面站在伤（病）员两侧，分别托住伤（病）员颈肩部、腰部、臀部、膝部来搬运。也可一人站在头侧托住头部，另一人站在脚侧抬脚，另两人分站两侧，分别托肩、腰部和臀部、大腿部，抬起伤（病）员。

2.担架搬运法

先展开担架，并放置于伤（病）员身旁，搬运人员按上述徒手搬运法将伤（病）员托起，轻轻放在担架上，并系好扣带，现场临时制的简易担架可用绷带或绳索进行固定。担架搬运时应注意用被子垫平，空隙处以衣服等填实，防止摇晃时伤（病）员滑脱。用担架运送伤（病）员要保持平稳，前进时伤（病）员头部向后，足部向前，便于后面抬担架者随时观察伤（病）员呼吸、面色和神志。往高处抬时前面的人要放低，后面的人要抬高，使伤（病）员保持水平状态；下台阶时相反。

3.特殊伤员搬运法

（1）脊柱损伤伤（病）员的搬运　搬运时保持脊柱在同一轴线，严防脊柱前后活动或左右扭转。最好用硬质担架搬运，或在帆布担架上垫木板，有铲式担架搬运更理想。切忌一人抱胸，另一人抬腿的双人拉车式搬运法，以免骨折处移位而损伤脊髓造成截瘫。遇怀疑为脊柱受损的伤（病）员，首先应注意不轻易改变其原有体位。如遇高处坠落伤（病）员，切忌立即扶伤（病）员坐立或站立，或随意搬动伤（病）员。

1) 颈椎骨折者的搬运：应由3～4人一起搬运，1人专管头部的牵引固定，保持头部与躯干部成一直线，其余3人蹲在伤（病）员同一侧，其中2人托躯干（肩部、腰部、臀部和大腿部），1人托下肢，一齐起立，同时将伤员放在担架上，将头部两侧用枕头或其他物品固定，如图2-73所示。

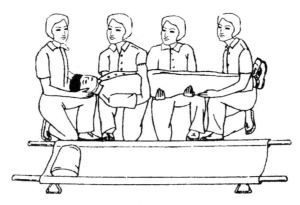

图 2-73　颈椎骨折搬运法

2) 胸、腰椎骨折者的搬运：3人同在伤员右侧，1人托住肩背部，1人托住腰臀部，1人抱住伤（病）员的两下肢，同时搬动至硬质担架上。

（2）骨盆骨折者的搬运　用三角巾或床单之类将臀部做环形包扎，仰卧于硬质担架或门板上，膝下加垫，膝部微屈，如图2-74所示。

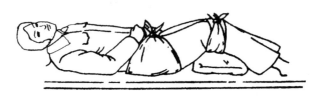

图 2-74　骨盆骨折者搬运

（3）身体带有刺入物者的搬运　搬运身体有刀、剪等异物刺入的伤员前，应先固定好刺入物，包扎好伤口，方能搬运。刺入物外露部分较长时，要有专人负责保护刺入物，运送过程中避免挤压、碰撞和震动，防止刺入物脱出或深入。

（4）腹腔内脏器脱出者的搬运　可用大小合适的清洁碗扣住脱出内脏，然后用三角巾包扎固定，伤员仰卧位，双腿屈曲，腹肌放松，以防内脏继续脱出，并注意腹部保温。严禁将脱出的内脏回纳，以免引起严重的腹腔内感染。

（5）颅脑损伤者的搬运　伤员置半卧位或侧卧位,保持呼吸道通畅,避免呕吐物误吸。有脑组织外露者,应注意保护脑组织,可用清洁碗扣在上面,再用绷带包扎固定,并用枕头或衣物、毛巾等将伤员头部垫好,减少头部震动。可适当抬高头部,以促进静脉回流,减轻脑水肿。对于有脑脊液漏者,应避免逆流而引起颅内感染。

4.注意事项

（1）避免再损伤　搬运时动作轻稳、不触及伤部,动作协调一致,路途较远者宜选用适当的器材搬运,避免因疲劳导致徒手搬运不当而造成伤(病)员痛苦。搬运途中防震、挤、压及坠落、滑脱等意外。

（2）维持合适的体位　昏迷者予以平卧,头侧转,以保持呼吸道通畅;颅脑损伤者宜适当抬高头部;呼吸困难者宜取半卧位;休克者采取平卧位或脚抬高 15°～20°;上下楼梯或台阶时,尽量保持水平位,一般上楼时头在前,下楼时头在后;用车运送时,一般头朝前进方向、脚朝后,而休克者应头朝后,脚朝前进方向,以利用前进的惯性作用,尽量增加脑血供。

（3）先救命后救伤　对致命伤先进行现场救护再运送,对骨折及关节脱位、大出血的患者,应先止血、固定,而后搬运。

（4）预防并发症　密切观察生命体征,保持各种管道通畅。较长时间的运送应注意预防压疮,定时翻身。使用止血带止血者要定时放松,避免肢体缺血坏死。

（5）注意危重伤(病)员的心理支持。

（6）注意保暖、遮阳、避风、挡雨雪。

学习心得:＿＿＿＿＿＿＿＿＿＿＿＿＿＿＿＿＿＿

＿＿＿＿＿＿＿＿＿＿＿＿＿＿＿＿＿＿＿＿＿＿＿

＿＿＿＿＿＿＿＿＿＿＿＿＿＿＿＿＿＿＿＿＿＿＿

二维码 2-14

搬运技术

＿＿＿＿＿＿＿＿＿＿＿＿＿＿＿＿＿＿＿＿＿＿＿

＿＿＿＿＿＿＿＿＿＿＿＿＿＿＿＿＿＿＿＿＿＿＿

第三章 常见急诊的
社区护理

第一节 社区常见急危重症护理

一、意识障碍

意识障碍(conscious disturbance)是指患者对自我的感知和客观环境的识别活动发生不同程度的丧失,是脑功能紊乱所产生的严重症状之一。

意识障碍可表现为觉醒度下降和意识内容变化,如出现认知缺陷、思维错乱、幻觉、兴奋躁动或痴呆状,也可丧失意识,对语言和物理刺激无适当反应。临床上通过患者言语反应、瞳孔对光反射、角膜反射、吞咽反射、痛觉反应等来判断意识障碍的程度。

1.意识状态

(1)以觉醒度改变为主的意识障碍

嗜睡:可以被唤醒,能正确回答简单问题,停止刺激后患者又继续入睡。

昏睡:不易被唤醒,唤醒后答非所问。

昏迷:轻度昏迷者呼之不应,对强烈疼痛刺激有反应,角膜及瞳孔对光反射存在;中度昏迷者对各种刺激无反应,对剧烈疼痛有防御反射,角膜反射微弱,瞳孔对光反射迟钝;重度昏迷者对各种强刺激均无反应。

(2)以意识内容改变为主的意识障碍

意识模糊:表现为情感反应淡漠,能保持简单的精神活动,但定向能力障碍。

谵妄:是一种急性的脑高级功能障碍,患者对周围环境的认识及反应能力均有下降,可表现为紧张、恐惧和兴奋不安,甚至可有冲动和攻击行为。

2.意识障碍严重程度

意识障碍程度从嗜睡到昏迷依次加重。一般意识障碍严重程度可根据 GCS(见第一章内容)评分标准进行评估。轻度意识障碍:13~15 分;中度意识障碍:9~12 分;重度意识障碍:3~8 分。

3.意识障碍常见原因

(1)全身性疾病　① 各类病原微生物导致的严重急性感染性疾病;② 内分泌与代谢障碍性疾病,如糖尿病酮症酸中毒、尿毒症、肺性脑病、肝昏迷等;③ 各种原因所致的水、电解质平衡紊乱,如酸中毒、碱中毒、脱水等;④ 外源性中毒,如有机磷农药中毒、一氧化碳中毒、酒精中毒、安眠药中毒等;⑤ 精神因素,如严重的精神创伤、癔症等;⑥ 物理因素和其他因素,如中暑、电击、高山病、妊娠高血压综合征、严重创伤等。

(2)颅内疾病　① 脑血管疾病,如脑出血、脑血栓形成、蛛网膜下腔出血等;② 颅脑外伤,如脑震荡、脑挫裂伤、颅内血肿、颅骨骨折等;③ 颅内感染,如脑炎、脑膜炎、脑型疟疾等;④ 颅内占位性疾病,如颅内肿瘤、脓肿等。

学习心得:_____

_____

_____

_____

二维码 3-1

意识障碍
概述

4.意识障碍病情判断与社区急诊护理

(1)现场评估　了解环境危险因素及可能的致病因素。

(2)ABCs 评估　检查呼吸,同时评估同侧颈动脉搏动,维持气道通畅和通气;建立静脉通路。如无呼吸和动脉搏动,边呼救边进行心肺复苏,立即启用急救医疗服务体系(EMSS),通过 CPR 从外部支持循环和通气。

(3)检查意识和瞳孔　接触患者的第一步即对其意识进行初步评估,在确认呼吸、心跳存在的情况下,检查瞳孔大小、形状、对光反射,利用 GCS 评估表对意识障碍程度进行评估。

(4)分析、判断意识障碍的原因

1)询问病史:可通过询问亲属、同事或目击者来了解患者病史,这对疾病诊治具有十分重要的作用。询问病史时应注意以下问题：

① 意识障碍的发病过程：了解起病的缓急、昏迷持续时间和被发现的过程。如晚间睡眠时发生昏迷，卧室以煤炉取暖且关闭门窗者，提示一氧化碳中毒；起病急、昏迷程度重者常为脑血管意外、急性药物中毒、急性脑缺氧等；脑出血常于体力劳动或情绪激动时发生，脑血栓形成常于安静或睡眠状态下发生；意识障碍发生较慢并逐渐加重者，常为某些慢性病所致，如尿毒症、肝性脑病、肺性脑病、颅内占位性病变等；急性起病而历时短暂者，常提示轻度脑外伤、癫痫等。

② 意识障碍的伴随症状：昏迷伴头痛、呕吐、偏瘫，常见于脑出血、脑外伤、颅内血肿等；昏迷伴有脑膜刺激征，常见于脑膜炎、蛛网膜下腔出血等；昏迷伴有抽搐，可见于高血压脑病、子痫、癫痫等。

③ 患者年龄与发病季节：老年患者突发昏迷，应考虑脑出血的可能；青壮年患者出现急性脑血管病多为脑血管畸形；小儿春季发病，要考虑是否是流行性脑脊髓膜炎，夏季发病要考虑中毒性菌痢、乙脑的可能。

④ 既往史：如有高血压病史者，警惕脑血管意外；糖尿病患者使用降糖药物治疗时，要考虑是否有低血糖性昏迷；有抑郁症病史、精神创伤者，要考虑是否药物、毒物中毒等。

2）生命体征测量

① 体温：昏迷伴高热多见于感染性疾病，也可见于中暑、甲状腺危象等；体温不升多见于药物中毒、酒精中毒、休克患者，也可见于严重感染的婴幼儿和老年患者；昏迷一段时间以后的发热可能是继发感染或中枢性发热。

② 脉搏：昏迷伴脉搏减慢，可见于颅内高压、房室传导阻滞、吗啡类中毒、毒蕈中毒等；脉搏增快，可见于发热；脉搏细速、血压下降，可见于休克、心力衰竭等。

③ 呼吸：呼吸深而快，可见于代谢性酸中毒，如糖尿病酮症酸中毒、尿毒症等；呼吸深而慢、脉搏有力、血压增高，为颅内压增高的表现；呼吸浅而快，多见于肺部及胸廓疾病、肺功能不全、镇静药中毒等；潮式呼吸、叹息样呼吸，说明呼吸中枢受损，是疾病严重的表现。

④ 血压：意识障碍伴血压急剧升高，可见于脑出血、子痫、高血压脑病等；血压急剧下降，可见于失血性休克、心肌梗死、药物过敏、中毒性菌痢等。一般颅脑损伤，多无血压下降，如血压进行性降低，应注意检查胸腹部、骨盆、四肢有无损伤性出血。

⑤ 瞳孔：昏迷伴双侧瞳孔不等大或忽大忽小可能为脑疝；双侧瞳孔对光反射不灵敏提示昏迷程度较重；双侧瞳孔缩小见于有机磷农药中毒、巴比妥类或阿片类中毒、脑桥出血；双侧瞳孔散大见于颠茄类、酒精、氰化物中毒及癫痫、低血糖状态等。

3）其他检查

① 气味：呼吸有氨味，见于尿毒症患者；呼吸有烂苹果味者，见于糖尿病酮症酸中毒；肝昏迷者常伴有腐臭味。呕吐物有大蒜味，可能为有机磷农药中毒；呕吐物有酒味者可能是酒精中毒。

② 皮肤：皮肤为樱桃红色，考虑为一氧化碳中毒；全身皮肤青紫，可能为缺氧、亚硝酸盐类中毒；口唇、指端发绀者，可能是心、肺疾病或休克导致末梢循环障碍引起组织缺氧；皮肤出现瘀点、瘀斑，可能为出血性疾病或严重感染等。

③ 其他：颈项强直者，应考虑中枢病变；外耳道出血，要考虑是否颅底骨折；颅骨骨折、头皮血肿者可能有脑震荡、硬膜下血肿；偏瘫者，要考虑脑血管意外；眼睛向上翻动，只露出巩膜，要考虑精神性昏迷等。

（5）与晕厥、假性昏迷鉴别

1）晕厥：是突然的短暂的意识丧失，伴有不能自控的体位，多由于各种原因导致循环功能紊乱，引起大脑一过性供血不足而发病，一般在1分钟内恢复意识，亦可持续2~3分钟。有时站立过久、剧烈咳嗽等，可引起反射性晕厥。由于严重心脏疾患导致脑缺血而发生的晕厥称为心源性晕厥。

2）假性昏迷：是指意识没有真正的丧失，患者仍存在心理活动和处于觉醒状态，只是不能表达其精神状态，如癔症性不反应状态、木僵状态等。癔症性不反应状态多见于青壮年女性，因精神因素诱发，表现为卧床不动、呼之不应、双眼紧闭，翻眼时可见眼球转动，瞳孔等大、对光反射存在，四肢肌张力增高，腱反射正常，病理反射阴性，可持续数小时或数天，恢复后清醒如常；木僵状态见于某些重症精神病，表现为僵住不动、不吃不喝，对任何刺激均无反应，且可持续很长时间，但患者对外界变化仍能感知，恢复后能回忆木僵过程中的各种刺激。

（6）保持气道通畅　平卧位，头偏向一侧，松解衣领、腰带，取出活动性假牙。舌根后坠者可放置口咽通气管，及时清除口腔、呼吸道分泌物和呕吐物，防窒息。

（7）对症处理　在维持循环、呼吸的基础上进行对症处理，如止血、止惊、降温、抗休克、处理开放性伤口、固定骨折、洗胃、脱水治疗等。

（8）安全转诊　昏迷患者经过初步的急救处理，尽快将患者转送到相应的医疗单位作进一步救治。转运途中注意维持患者安全，根据不同的原因作适当的体位安排，监测生命体征，保持呼吸道通畅。

（9）详细记录　对患者情况、救治过程及转送过程均作详细记录，护送患者转入相应的医疗单位时要进行交接班。

5. 意识障碍患者的社区急诊护理程序（图 3-1）

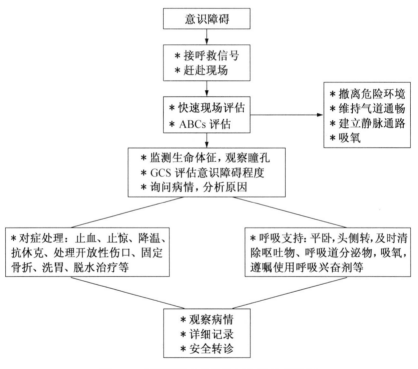

图 3-1　意识障碍患者的社区急诊护理程序

学习心得：_____
_____
_____
_____
_____

二、窒　息

窒息(choke)是指各种原因使机体呼吸过程受阻,氧气进入、利用及二氧化碳排出发生困难,导致机体组织严重缺氧及二氧化碳蓄积,各种代谢活动相继停止,很快致人死亡的病理过程。

1.窒息原因

(1)内窒息　窒息性毒物进入人体后,造成红细胞携带氧和组织细胞利用氧发生障碍,如一氧化碳、氰化物、硫化氢中毒,通过影响血红蛋白、细胞色素氧化酶及细胞内多种酶的氧化还原过程,造成组织细胞不能利用氧而致窒息。

(2)外窒息　指气流进入肺脏受阻或吸入气缺氧导致的呼吸衰竭或停止。这里主要介绍外窒息的急救。

外窒息常见原因有:

1)喉梗阻:外来异物堵塞,如果冻、颗粒状玩具、块状食物等堵塞喉部;喉部疾病,如喉部肿瘤、喉部外伤或炎症水肿、过敏性水肿、声带麻痹等。

2)舌后坠:多见于肥胖者和鼻部疾患者睡眠时,由于软组织及舌根松弛、后置,在吸气时由于胸腔负压的作用,舌根向咽部坠入并紧贴咽后壁,使气道阻塞而发生窒息。

3)气管阻塞:痰液、血块堵塞;呕吐物、分泌物误吸;邻近组织肿瘤压迫等。

4)掩埋、自缢或勒缢、溺水:雪崩、地震房屋倒塌等自然灾害造成掩埋引起窒息;溺水时,水、污泥、杂草等阻塞呼吸道,喉、气管反射性痉挛,淡水淹溺时,水吸收引起血液低渗而致溶血,海水淹溺时,大量高渗的海水入肺可导致肺水肿;颈部受到绳索或条索状物或手指、棍棒等勒缢,使气管、颈部血管受到持续性压迫,或颈动脉窦受压引起迷走神经反射,导致呼吸、心跳停止而致死亡。

2.窒息临床表现

外窒息具有以下临床特点:有明显的呼吸困难;惊恐、濒死感、昏迷;口唇、皮肤青紫;气道高位梗阻,吸气可见"三凹症";重者抽搐、昏迷,心跳、呼吸停止。

外来异物导致的喉梗阻,患者突然不能讲话及咳嗽,常用手指抓压颈部,并可很快丧失意识;睡眠状态下的窒息多见于舌根后坠;勒缢者颈部有勒痕;血块、分泌物堵塞者有相关病史;溺水、掩埋有相关的场所情景。

学习心得：_____

_____

_____

_____

_____

二维码 3-3

窒息概述

3.窒息病情判断与社区急诊护理

（1）迅速对现场进行评估　护士接到呼救信号后迅速赶赴现场，快速从现场环境及周围人的叙述中作出初步原因的评估。

（2）ABCs 评估。

（3）开放气道。

1）异物卡喉者：立即采用海氏法，迅速将异物排出，详见第二章第三节内容。

2）喉头水肿、肿瘤压迫者：紧急情况下行环甲膜穿刺或环甲膜切开，情况允许者行气管切开。

3）舌后坠者：托起下颌，打开气道，或进行口咽插管、气管插管。

4）血块、痰液堵塞者：体位引流，立即将患者置于头低足高位，一人托起患者头部向背部屈曲，同时拍背，倒出气道及肺内积血或分泌物，使用吸引器进行负压吸引；必要时行气管插管清除呼吸道分泌物。

5）溺水者：立即清除口腔、鼻腔异物，倒出呼吸道及胃内积水，方法有：① 施救者单腿跪地，将溺水者腹部置于膝部，使其头朝下，用前臂挤压其背部使呼吸道及胃内的水倒出；② 将溺水者腹部置于施救者肩上，抱住其两腿，快步奔跑，将积水倒出；③ 从溺水者后面抱住其腰腹部，使其背向上、头下垂，摇晃挤压，以利排水。注意倒水时间不宜过长，以免延误复苏时间。

6）掩埋、勒缢窒息者：立即清理口、鼻腔及呼吸道异物，解除颈外压迫。

（4）心肺复苏　对呼吸、心跳停止者立即进行心肺复苏术。

（5）吸氧。

（6）建立静脉通路，遵嘱使用呼吸兴奋剂、脱水剂、利尿剂等。

（7）安全转送　窒息为特急危重症，应就地抢救。患者可因缺氧时间过长，易发生窒息后的肺水肿、脑水肿而再次危及生命，如经就地抢救，呼吸基本能维持时，应根据病因及时转送上级或专科医院作进一步治疗。

转送途中,注意维持呼吸功能,持续给氧,维持静脉通畅,联系接收医院,做好转诊相关工作。

（8）做好抢救记录和交接工作。

4.窒息患者的社区急诊护理程序(图 3-2)

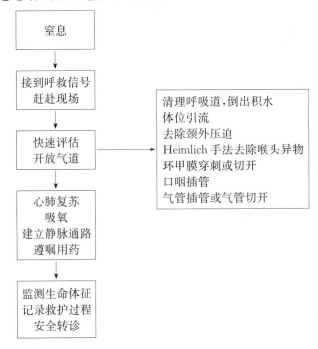

图 3-2　窒息患者的社区急诊护理程序

学习心得:＿＿＿＿＿＿＿＿＿＿＿＿＿＿＿＿＿＿

＿＿＿＿＿＿＿＿＿＿＿＿＿＿＿＿＿＿＿＿＿＿＿＿

＿＿＿＿＿＿＿＿＿＿＿＿＿＿＿＿＿＿＿＿＿＿＿＿

＿＿＿＿＿＿＿＿＿＿＿＿＿＿＿＿＿＿＿＿＿＿＿＿

＿＿＿＿＿＿＿＿＿＿＿＿＿＿＿＿＿＿＿＿＿＿＿＿

二维码 3-4

窒息病情
判断和护理

三、抽　搐

抽搐(twitch)是指因各种原因导致的全身或局部成群骨骼肌不自主收缩,可呈强直性或阵挛性抽搐,可伴随意识改变、影响呼吸功能等。

1. 抽搐原因

抽搐原因大致可分为大脑功能障碍和非大脑功能障碍两大类。

（1）大脑功能障碍　　主要是脑内神经元过度同步化的结果，当大脑异常的电兴奋信号传至肌肉时，引起广泛肌群的强烈收缩而形成抽搐。许多脑部疾病、全身性疾病可通过破坏大脑的功能而引起抽搐，如颅脑外伤、颅内感染、脑血管意外、尿毒症、高热、高血压脑病等。

（2）非大脑功能障碍　　主要是大脑以外的下运动神经元的异常兴奋，如低钙血症，使下运动神经元轴突和肌膜对钠离子的通透性增加而兴奋性提高，引起手足抽搐；有机磷农药等毒物抑制胆碱酯酶活性，使神经肌接头乙酰胆碱不能及时分解而使突触后膜持续兴奋，引起肌肉的强直性抽搐等。

2. 抽搐的病情判断

（1）高热惊厥　　多见于小儿，以6个月到4岁多见，多有惊厥史或家族史。一般是感染性疾病的急性发热初期，当体温骤升到一定水平时，患儿突然出现意识丧失，全身性对称性强直性阵发痉挛，还可表现为双眼凝视、斜视、上翻，持续数秒钟或数分钟，一般不超过15分钟，24小时内无复发，发作后意识恢复正常。一般只发作一次，少数患儿惊厥发生的体温临界点较低，且反复发作，进而影响大脑智力的发育。

（2）脑水肿及中枢神经系统感染引起的抽搐　　脑血管意外、脑挫伤、缺氧、高血压脑病、脑膜炎、脑炎、颅内肿瘤、白血病脑膜浸润、脑包虫病等等，可引起脑组织损伤、颅内高压或致脑疝而引起惊厥。多伴有意识改变、颅内高压征及其他定位症状、脑脊液改变等。

（3）子痫　　是妊娠特有的疾病，是妊娠高血压综合征的最严重阶段，发生于妊娠20周以后，基本病理生理变化是全身小动脉痉挛，表现为高血压、蛋白尿、水肿，严重时出现抽搐、昏迷，甚至母婴死亡。子痫典型发作过程表现为眼球固定、瞳孔散大，瞬即头扭向一侧，牙关紧闭，继而口角及面部肌颤动，数秒钟后发展为全身及四肢肌强直，双手紧握，双臂屈曲，迅速发生强烈抽搐，呼吸暂停，面色青紫，持续一分钟左右抽搐强度减弱，全身肌肉松弛，随即深长吸气，发出鼾声而恢复呼吸。少数患者抽搐持续时间较长，或停止片刻后再次发生抽搐，进而进入昏迷。可引发胎盘早剥、颅内出血及发动分娩等。

（4）癔症　又称歇斯底里，是一类由精神因素引起的抽搐，多见于性格多变、感情脆弱、情绪不稳的女性，患者常有明显的精神创伤史，多有类似发作史。该病起病急骤，表现为突然两手紧握、口眼紧闭、人往后挺、下肢及躯干强直抖动，呼之不应，但没有大小便失禁和舌咬伤现象。眼睑闭合极紧，嚎泪或流泪，翻开眼睑时眼球上蹿，瞳孔对光反射灵敏。抽搐时间较长，可持续几十分钟甚至几小时，且可在家属、同事干预下再次发作，发作后患者可讲述自身的感受。

（5）癫痫　是由多种病因引起的慢性脑功能障碍综合征，是大脑神经元过量放电引起的皮层功能紊乱，可表现为运动、感觉、意识、精神或自主神经等多方面异常，临床上以运动性发作最常见，表现为突然意识丧失、口眼歪斜、双目直视、四肢抽搐。具有突然性、反复性和自然缓解性等特点。癫痫持续状态是指癫痫发作持续 30 分钟以上，或频繁发作以致发作间期意识仍不恢复者，可使脑缺氧引起脑水肿而危及生命。

（6）高血压脑病引起的抽搐　患者多有高血压病史，在精神创伤、过度疲劳、寒冷等诱因下，引起全身小动脉短暂的强烈收缩，周围血管阻力明显增高，血压急剧增高而产生的一系列心、脑、肾等重要脏器损害的临床症状。表现为血压急剧升高达 220/120mmHg 以上、剧烈头痛、呕吐、烦躁、意识障碍、抽搐。

（7）低钙性抽搐　多见于小儿，多有夜里哭闹、鸡胸、方颅、串珠肋等佝偻病的表现。多于冬春季发病，轻者仅表现为惊跳或面部肌肉的抽搐，较重的患儿可有手足搐搦，表现为手腕屈曲、手指强直、拇指内收贴近掌心、足踝关节伸直、足趾屈曲。发作时意识清楚，每日可发作数次至数十次，抽搐停止后活动如常。严重时可有喉痉挛，呼吸困难，甚至窒息死亡。有时孕妇也可以发生低钙性抽搐，另外，甲状旁腺功能减退者也可发生。低钙性抽搐的儿童血钙低于正常值，脑电图正常，病理反射阴性，有以下阳性体征：① 佛氏征（Chvostek 征）：轻叩耳前面神经穿出处，引起眼角及口角抽动即为阳性；② 陆氏征（Lust 征）：以小锤叩击下肢膝部外侧，腓骨头上方的腓神经，引起足向外侧收缩为阳性；③ 陶氏征（Trousseau 征）：用血压计袖带包裹上臂，使压力维持在收缩压和舒张压之间，5 分钟内出现痉挛者为阳性。

学习心得：_____

　　3. 抽搐患者的社区急诊护理

　　（1）保持气道通畅　解开衣领，平卧，头侧转，取出活动性假牙，避免呕吐物误吸，臼齿间垫牙垫、毛巾或手帕卷，防舌咬伤。

　　（2）止惊　首选地西泮，儿童 0.2～0.3mg/kg，以不超过 2mg/min 的速度缓慢静脉注射，必要时 20 分钟后重复使用一次。注意一次最大剂量儿童不超过 10mg，婴儿不超过 3mg，成人每次 10mg，并在推注过程中严密观察呼吸情况。其他可根据医嘱选用 10％水合氯醛、苯巴比妥等止惊药，子痫患者可遵医嘱使用硫酸镁静脉滴注。

　　（3）吸氧　防止缺氧性脑损伤是护理惊厥患者的重要内容，在维持气道通畅、止惊治疗的同时给予高流量氧气吸入。

　　（4）对症处理　快速评估患者惊厥原因，进行对症处理。

　　1）降温：高热惊厥者进行物理降温，头部置冰袋，前额敷冷毛巾并不断更换，视情况进行温水或酒精擦浴。注意环境温度，减少盖被与衣服以增加散热。患者有寒战时注意保暖并遵医嘱使用退热药。

　　2）降血压：高血压脑病者，一般在 2～3 小时内将血压降至160/100 mmHg 为宜，避免突然降得过低。

　　3）降颅内压：脑水肿、脑疝者应快速脱水，甘露醇须在半小时内滴注完毕。

　　4）癔症性抽搐者：保持安静，疏散围观者，不惊慌喧闹，避免因周围人群造成紧张及过分关心等不良气氛。采用觉醒暗示、催眠暗示等心理治疗，也可结合针灸、服用维生素等来做暗示治疗。

　　5）补钙：低钙性抽搐者静脉推注葡萄糖酸钙，推注速度宜慢，避免渗出血管外。

　　（5）防损伤　除上述避免舌咬伤外，抽搐时还要防坠床、防外伤，勿用力按压肢体，以防骨折或关节脱臼。

（6）密切监测生命体征，加强基础护理，减少不良刺激。

（7）做好记录，安全转诊。

4.抽搐患者的社区急诊护理程序（图 3-3）

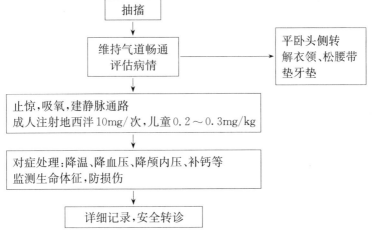

图 3-3　抽搐患者的社区急诊护理程序

学习心得：＿＿＿＿＿＿＿＿＿＿＿＿＿＿＿＿＿＿

＿＿＿＿＿＿＿＿＿＿＿＿＿＿＿＿＿＿＿＿＿＿＿＿

＿＿＿＿＿＿＿＿＿＿＿＿＿＿＿＿＿＿＿＿＿＿＿＿

＿＿＿＿＿＿＿＿＿＿＿＿＿＿＿＿＿＿＿＿＿＿＿＿

二维码 3-6

抽搐社区
急诊护理

四、休　克

休克（shock）是各种强烈致病因素作用于机体，造成有效循环血量锐减，组织器官微循环灌流严重不足，以至重要生命器官功能、代谢严重障碍的全身危重病理过程。有效循环血量的维持依赖于以下三个方面：充足的血容量、有效的心排出量、适当的周围血管张力。任何致病因素使三者之一发生异常，均可引起有效循环血量的改变而引发休克。

1.社区常见的休克类型

常见的休克类型有低血容量性休克、心源性休克、过敏性休克、感染性休克、神经源性休克等，社区常见的是前三种类型。

（1）低血容量性休克　见于急性大失血(如外伤)引起的内脏及动脉破裂大出血、上消化道大出血，或严重的吐泻、烧伤等引起的大量体液丢失而导致的休克。血容量减少导致心排出量下降，血压下降，通过心血管中枢调节，交感神经兴奋，外周血管收缩，组织灌流量进一步减少。

（2）心源性休克　常继发于急性心肌梗死、急性心肌炎、心肌病、严重心律失常、心包填塞等，由于心泵功能严重下降，心排出量急剧减少而发生休克。

（3）过敏性休克　使用某些药物、生物制剂，或接触某些动物性或植物性致敏原等，引起体内释放大量过敏活性物质，使外周血管异常扩张，血压骤降而引发休克。

2.休克表现

休克不是一种独立的疾病，是多种原因导致的有效循环血量不足，引起全身组织缺血缺氧、微循环淤滞、代谢紊乱和脏器功能障碍等一系列病理过程。尽管原因不同，但其共同的病理生理基础是有效循环血量锐减和微循环障碍，再由此引发的多器官功能衰竭。

休克病程一般分为三期：

（1）休克早期　由于有效循环血量不足，通过神经—内分泌的调节机制，使交感—肾上腺髓质系统兴奋，释放大量儿茶酚胺，引起周围血管收缩，血液重新分配，优先供应心、肺、脑等重要生命器官。这是休克早期的机体代偿性反应，称为微循环痉挛期。临床表现为：精神兴奋、烦躁不安；面色苍白、肢端湿冷；血压可正常，但脉压减少；脉搏细速、呼吸急促；尿量减少，每小时尿量少于 30mL。

（2）休克期　小血管持续痉挛，组织缺氧，细胞无氧代谢产生大量的乳酸及组胺类血管活性物质，使毛细血管前括约肌发生麻痹性扩张，大量血液进入真毛细血管网，此时小静脉仍处于收缩状态，导致毛细血管内压增高，引起血浆外渗、血液浓缩，出现"灌而不流"或"灌而少流"的瘀血情况。此期称为微循环扩张期。临床上表现为：神志恍惚、表情淡漠、反应迟钝；皮肤黏膜由苍白转为发绀或出现花斑，四肢厥冷；血压下降，且脉压更小；脉搏细弱、呼吸急促；尿量更少甚至无尿；出现代谢性酸中毒。

（3）休克晚期　由于毛细血管瘀血，血浆外渗，血液浓缩，红细胞和血小板容易发生凝集而形成微血栓，引起弥散性血管内凝血(DIC)，此时微循环处于"不流不灌"状态，是休克晚期，称为微循环衰竭期。临床表现有昏迷、体温不升、不能测到血压和脉搏、无尿、呼吸衰竭、全身广泛出血，出现瘀血、瘀斑、咯血、呕血、便血等。

学习心得：_____

_____

_____

_____

二维码 3-7

休克概述

3. 休克早期判断与社区急诊护理

休克是临床急、危、重症，强调早期、快速诊治。现场急救原则为迅速去除致病因素，尽快恢复有效循环血量，强心和调节血管张力。

（1）早期快速诊断—— 一看、二摸、三测压、四尿量

一看：意识障碍或淡漠，口唇、皮肤苍白或发绀，表浅静脉萎陷，毛细血管充盈时间延长（>2秒）。

二摸：脉搏快、细、弱，皮肤、肢端湿冷。

三测压：收缩压<90mmHg 或低于基础血压 30mmHg（国内定为收缩压<80mmHg）；脉压<20mmHg。高血压患者收缩压较原来下降 30% 以上。

四尿量：尿量<30mL/h。

以上是组织低灌流的临床表现，是社区现场判断休克的简便方法。血压是判定休克的重要指标，当收缩压<90mmHg、脉压<20mmHg 时，表明回心血量严重不足，已出现休克。但低血压不一定都是休克，血压正常也不能排除组织器官的低灌流，要结合具体情况综合判断。

（2）判断休克原因　患者有明确的外伤出血、消化道出血要考虑失血性休克，同时外伤者还需注意内脏出血的可能性；有严重呕吐、腹泻、大面积烧伤者要考虑失液性休克；有颈静脉怒张、心音低、肝脏肿大者应考虑心源性休克的可能；有用药史，出现喉头水肿、哮鸣音等，应考虑是否有过敏性休克。

（3）安置休克体位　休克时应采取平卧位，或将下肢抬高 30°，或将上身和下肢各抬高 30°。心源性休克者宜取半卧位。

（4）保持呼吸道通畅，吸氧。

（5）迅速建立静脉通路　立即开放两条静脉通路，一条用于快速补充血容量，另一条保证各种药物的使用，特别是血管活性药物的使用。休克患者外周静脉萎陷，穿刺困难者可行股静脉穿刺或锁骨下静脉穿刺。

（6）针对原因应急处理　止血、止痛、扩容、骨折固定；过敏性休克者，立即注射肾上腺素 0.5～1.0mg，强调就地救治；食道静脉曲张破裂出血者，插入三腔管，使用垂体后叶素止血；急性心肌梗死者绝对卧床休息，改善心泵功能；肝、脾破裂者，在快速输液输血的同时，迅速送医院手术止血。

（7）遵嘱使用血管活性药，并在血压监测下调节用药速度。

（8）监测血压、脉搏、体温、肢端温度、意识、尿量等。

（9）做好救护记录，安全转送上级医院作进一步治疗。

4. 休克患者的社区急诊护理程序（图 3-4）

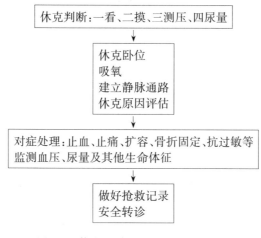

图 3-4　休克患者的社区急诊护理程序

二维码 3-8

休克早期
判断与护理

学习心得：＿＿＿＿＿＿＿＿＿＿＿＿＿＿＿＿＿＿＿

＿＿＿＿＿＿＿＿＿＿＿＿＿＿＿＿＿＿＿＿＿＿＿＿＿

＿＿＿＿＿＿＿＿＿＿＿＿＿＿＿＿＿＿＿＿＿＿＿＿＿

＿＿＿＿＿＿＿＿＿＿＿＿＿＿＿＿＿＿＿＿＿＿＿＿＿

＿＿＿＿＿＿＿＿＿＿＿＿＿＿＿＿＿＿＿＿＿＿＿＿＿

五、急性中毒

急性中毒(acute poisoning)是指毒物短时间内进入人体,由于毒物量大或毒性强,迅速引起中毒症状甚至危及生命,是社区常见的中毒性疾病。急性中毒发病急骤、症状严重、变化迅速,需要及时救治以挽救患者生命。

1.毒物进入人体的途径

(1)消化道 口腔是毒物常见的进入途径。可见于食用有毒食物、过量服用药物、误服毒物、自杀或投毒等情况。

(2)呼吸道 毒物经呼吸道吸入,最常见的是一氧化碳中毒。煤、木材的不完全燃烧都可产生一氧化碳,多见于冬天用煤炉、木炭取暖而居室门窗紧闭者,也可见于燃气热水器使用不当等。此外,在相关行业生产、经营过程中也可见氯气、硫化氢、氧化亚氮(笑气)的吸入性中毒。

(3)皮肤 一般来说,皮肤吸收毒物较慢,但当皮肤有损伤或处于高温、高湿环境下时则吸收增加,脂溶性小分子物质较易被吸收。此外,皮肤面积大,广泛接触易引起急性中毒。

2.常见中毒及表现

(1)有机磷农药中毒 有机磷农药属于有机磷酸酯类化合物,是目前应用最广泛的广谱杀虫剂。急性中毒多因误服、自服污染食物所致,成批有机磷农药中毒多见于蔬菜污染,散发病例农村多见。

1)中毒机制:有机磷农药经消化道、呼吸道及皮肤进入人体,与胆碱酯酶结合形成磷酰化胆碱酯酶,使胆碱酯酶失去分解乙酰胆碱的能力,造成乙酰胆碱积聚,使胆碱能神经功能发生紊乱而出现一系列中毒症状。

2)主要表现:有机磷农药中毒的临床特点有:"三流"现象(流涎、流泪、流汗);瞳孔针尖样大小;肌肉震颤、强直性痉挛;呼出气有"蒜味";头晕、头痛、烦躁、谵妄、昏迷;易并发肺水肿、脑水肿、呼吸衰竭而死亡。主要表现依发病机制分为三大类。

毒蕈碱样症状:恶心呕吐、腹痛腹泻、流汗、流涎、瞳孔缩小、心率减慢、呼吸道分泌物增多、肺部啰音,重者出现肺水肿。

烟碱样症状:肌肉震颤、肌痉挛,出现胸部压迫感、全身紧束感,甚至全身抽搐,最后可因呼吸肌麻痹而死亡。

中枢神经系统症状:头晕、头痛、烦躁不安、抽搐、昏迷。

3)解毒剂:主要有抗胆碱药(如阿托品)、胆碱酯酶复活剂(如碘解磷定)等。

二维码 3-9

急性中毒概述
(有机磷中毒)

学习心得:＿＿＿＿＿＿＿＿＿＿＿＿＿
＿＿＿＿＿＿＿＿＿＿＿＿＿＿＿＿＿＿＿＿＿
＿＿＿＿＿＿＿＿＿＿＿＿＿＿＿＿＿＿＿＿＿
＿＿＿＿＿＿＿＿＿＿＿＿＿＿＿＿＿＿＿＿＿

(2) **急性酒精中毒**　急性酒精(乙醇)中毒,俗称醉酒,多因一次饮入过量的酒类而引起中枢神经系统先兴奋而后抑制的急性失常状态,多数能自愈,极少数严重者可因呼吸、循环衰竭而死亡。

饮入的酒精 80％由小肠上段吸收,具有吸收快、排泄快的特点。空腹饮酒时约 1.5 小时内吸收达 95％,约 2.5 小时全部吸收,胃内有食物时可延缓其吸收速度,8 小时左右可全部氧化排除。

1) 中毒机制:酒精的毒性作用为先兴奋大脑皮层,继之皮层下中枢和小脑活动受累,最后可使延髓血管运动中枢和呼吸中枢受抑制,严重者发生呼吸循环衰竭。90％的酒精在肝脏由乙醇脱氢酶和过氧化氢酶氧化为乙醛,经脱氢酶进一步氧化,最后通过三羧酸循环生成二氧化碳和水;约 20％的酒精不经氧化而由肺、肾排出。个体对酒精的耐受量差别很大,镇静催眠药可增加其毒性作用。酒精抑制糖原异生,并使肝糖原明显下降,可引起低血糖。

2) 主要表现:有饮酒史,呼气带有酒味,往往有恶心、呕吐、腹胀、打嗝、嗳气等消化道症状。中枢神经系统可有三期表现,① 兴奋期:头晕、头痛、欣快、兴奋、易激惹、语言增多、自控力下降等;② 共济失调期:语无伦次、动作不协调、步态不稳、眼球震颤等;③ 昏睡期:昏睡、面色苍白、皮肤湿冷、口唇发绀,重者昏迷、脉搏增快、血压下降、呼吸慢而不规则,甚至呼吸循环衰竭。

3) 解毒剂:主要以对症治疗为主,可使用纳洛酮来对抗乙醇严重中毒时的中枢抑制。

(3) **毒蕈中毒**　毒蕈又称毒蘑菇,种类多,分布广,因其含有不同的有毒成分而有不同的中毒表现。

1) 中毒机制:不同种类的毒蕈含有不同的毒素,同一种毒蕈里也可能含有多种毒素,主要有毒蕈碱、类阿托品样毒素、溶血毒素、肝毒素、神经毒素等,根据毒素作用的靶器官不同,可有胃肠炎型、神经型、溶血型、精神异常型、肝坏死型等一系列中毒症状。

2)主要表现:有食用蕈类史,多有腹痛腹泻,再根据毒蕈种类的不同有瞳孔缩小、溶血性贫血、黄疸、血压下降、呼吸困难、幻觉、谵妄、抽搐以及心、肝、肾、脑等脏器严重损害的表现。

3)解毒剂:毒蕈碱中毒者使用阿托品,肝损型可用巯基解毒药,如二巯基丙磺酸钠,此外可使用肾上腺皮质激素以减轻中毒症状。

(4)河豚中毒　河豚是一种海洋鱼类,全球共有100多种,我国约有40种。河豚的毒性是由其体内的河豚毒素引起的,不同性别、不同鱼体部分以及不同季节,河豚所含毒素的量有所不同,卵巢、肝脏、血液、鱼皮含毒素量多。多数品种的新鲜洗净的鱼肉可视为无毒,但鱼死后再贮藏一段时间,鱼肉可染有毒素。春季为雌鱼的卵巢发育期,毒性最强。河豚毒素是一种非蛋白质、高活性的神经毒素,烧煮、日晒、盐腌均不能使之被破坏。

1)中毒机制:河豚毒素进入人体后抑制神经细胞膜对钠离子的通透性,从而阻断神经冲动的传导,使神经麻痹,致血压下降、呼吸停止而危及生命。同时,河豚毒素还对胃肠黏膜有强烈的刺激作用,可引起急性胃肠炎症状。

2)主要表现:一般进食后0.5～3小时,先出现面部潮红、头痛、剧烈恶心、呕吐、腹痛、腹泻,继而感觉神经麻痹,如唇、舌、手指麻木、刺痛,然后出现运动神经麻痹症状,如上肢肌肉无力、身体摇摆、语言不清,甚至全身瘫痪。严重者呼吸中枢、血管运动中枢麻痹,血压下降,心动过缓,呼吸困难,常因呼吸麻痹、心搏骤停或休克而死亡。

3)解毒剂:无特效解毒剂,早期使用大剂量肾上腺皮质激素,同时应用抗胆碱药物来对抗毒素作用。

学习心得:＿＿＿＿＿＿＿＿＿＿＿＿＿＿＿＿＿＿＿＿

＿＿＿＿＿＿＿＿＿＿＿＿＿＿＿＿＿＿＿＿＿＿＿

＿＿＿＿＿＿＿＿＿＿＿＿＿＿＿＿＿＿＿＿＿＿＿

＿＿＿＿＿＿＿＿＿＿＿＿＿＿＿＿＿＿＿＿＿＿＿

二维码 3-10

酒精、毒蕈、
河豚中毒

（5）亚硝酸盐中毒　亚硝酸盐中毒是指由于食用硝酸盐或亚硝酸盐含量较高的腌制肉制品、泡菜及变质的蔬菜、刚腌不久的蔬菜（暴腌菜），或者误将工业用亚硝酸钠作为食盐使用而引起的中毒，也可见于饮用含有硝酸盐或亚硝酸盐较高的苦井水、蒸锅水后引起的中毒。

1）中毒机制：亚硝酸盐使血液中正常携氧的亚铁血红蛋白氧化成高铁血红蛋白，从而失去携氧能力而引起组织缺氧。此外，亚硝酸盐还可松弛小血管平滑肌，使血管扩张，如摄入量过大可致血压下降。

2）主要表现：亚硝酸盐中毒一般于进食1～3小时后发病，主要表现为组织缺氧和发绀，出现口唇、指甲和全身皮肤青紫，头晕、头痛、乏力、嗜睡或烦躁、呼吸困难，严重者昏迷、惊厥、大小便失禁，可因呼吸衰竭而死亡。

3）解毒剂：使用特殊解毒剂亚甲蓝（美蓝）治疗。

（6）一氧化碳中毒　一氧化碳是无色、无臭、无味的气体。凡含碳的所有物质，在燃烧不完全时，均可产生一氧化碳。炼钢、炼焦、烧窑等工业在生产过程中炉门或窑门关闭不严，煤气管道漏气都可放出大量的一氧化碳。在日常生活中，家庭烧煮、取暖、洗浴时炭火、煤炉及燃气使用不当，室内门窗紧闭，火炉无烟囱或烟囱堵塞，漏气、倒风等都可发生一氧化碳中毒。

1）中毒机制：一氧化碳经呼吸道吸入后，迅速与血红蛋白结合，形成碳氧血红蛋白，使血红蛋白丧失携氧的能力，造成组织窒息。一氧化碳与血红蛋白的结合力比氧与血红蛋白的结合力高200～300倍，而碳氧血红蛋白的解离又比氧合血红蛋白慢3600倍，所以一氧化碳极易与血红蛋白结合，却难以解离。

2）主要表现：轻度中毒者出现头痛、眩晕、乏力、心悸、呕吐及视物模糊，若及时脱离中毒环境，吸入新鲜空气，症状可迅速消失；中度中毒者皮肤黏膜出现樱桃红色，呼吸心跳加快，四肢张力增高，意识障碍，角膜反射和腱反射迟钝，如能积极抢救，多能恢复；重度中毒者呈深昏迷、口唇樱红色、面色苍白、四肢厥冷、瞳孔散大或缩小、各种反射迟钝、大小便失禁、血压下降，并发心、肺、脑、肾的损害，一般昏迷时间越长，预后越严重，常留有痴呆、记忆力和理解力减退、肢体瘫痪等后遗症。

3）治疗：迅速脱离中毒环境、吸氧、呼吸支持、对症处理。

（7）镇静催眠药中毒　镇静催眠药有巴比妥类、苯二氮䓬类及其他如水合氯醛等,是中枢神经系统抑制药,具有镇静、催眠作用,过量可麻醉全身,包括延脑中枢。镇静催眠药中毒是服用过量的镇静催眠药而导致的一系列中枢神经系统过度抑制的中毒症状。

1) 中毒机制:近年研究苯二氮䓬类的中枢神经抑制作用,认为该类药的作用与增强 γ-氨基丁酸(γ-aminobutyric acid,GABA)能神经的功能有关。巴比妥类对 GABA 能神经有与苯二氮䓬类相似的作用,但由于两者在中枢神经系统的分布有所不同,作用也有所不同,苯二氮䓬类主要选择性作用于边缘系统,影响情绪和记忆力,巴比妥类分布广泛,但主要作用于网状结构上行激活系统而引起意识活动抑制。巴比妥类对中枢神经系统的抑制有剂量—效应关系,随着剂量的增加,由镇静、催眠到麻醉,以至延脑中枢麻痹。

2) 主要表现:镇静催眠药中毒表现为嗜睡、情绪不稳定、注意力不集中、记忆力减退、发音含糊不清、步态不稳、眼球震颤、共济失调,重者昏迷、呼吸抑制、休克等。

3) 治疗:主要以对症治疗为主。

学习心得:＿＿＿＿＿＿＿＿＿＿＿

＿＿＿＿＿＿＿＿＿＿＿＿＿＿＿＿＿＿＿＿＿

＿＿＿＿＿＿＿＿＿＿＿＿＿＿＿＿＿＿＿＿＿

＿＿＿＿＿＿＿＿＿＿＿＿＿＿＿＿＿＿＿＿＿

二维码 3-11

亚硝酸盐、CO、镇静催眠药中毒

3.急性中毒患者的社区急诊护理

(1) 维持呼吸,建立静脉通路。

(2) 迅速评估中毒的原因　根据临床表现及现场状况、发病情况等迅速作出判断,对于突然出现的发绀、呕吐、昏迷、惊厥、呼吸困难、休克而无明确原因者要考虑急性中毒的可能,要特别留意相关毒物中毒的特征性表现。

昏迷而口唇樱红色者,要询问有无一氧化碳中毒的环境,考虑一氧化碳中毒;呼吸有酒精味者,考虑酒精中毒;出现口唇及皮肤青紫,无心肺疾病史,考虑是否是亚硝酸盐中毒;食用野生菇类后出现消化道及肝、肾、神经系统症状者,考虑毒蕈中毒;呼出气有"蒜味",伴毒蕈碱样和烟碱样症状,要考虑有机磷农药中毒;昏迷、针尖样瞳孔和高度呼吸抑制等中毒三联症表现,考虑是否是阿片类毒品中毒。

此外,要特别留意现场的一些线索,如中毒者身旁的药瓶、药盒,睡卧于置有煤炉的密闭房间,进餐后集体发病,目击者线索等。

(3) 立即开展中毒的现场急救

1) 去毒源:迅速将中毒者脱离中毒环境,避免继续吸收毒物。对于吸入性中毒者,立即将其搬离现场,移至空气新鲜处,解开衣领保持呼吸道通畅、给氧、保暖;皮肤接触性中毒者,立即脱去污染的衣服,迅速以大量微温的水冲洗体表,避免用热水泡洗,以免皮肤血管扩张而增加吸收,皮肤接触腐蚀性毒物者,冲洗时间要达到15~30分钟。可适当选择中和液和解毒液冲洗,如为有机磷农药可用弱碱性水或肥皂来清洗,但敌百虫禁用碱性溶液清洗。碱性毒物可用食醋、3%硼酸液冲洗;酸性毒物可用2%碳酸氢钠溶液冲洗。

2) 清除体内尚未吸收的毒物

催吐:大多数毒物本身可引起呕吐。如神志清楚而没有自发性呕吐,可用压舌板、筷子或手指压迫舌根或刺激咽后壁,引发呕吐,然后饮水500mL左右,再引发呕吐,如此反复直至呕吐物成清水样为止。如对咽部刺激不敏感,可采用淡肥皂水或2%硫酸铜溶液口服催吐。呕吐有利于胃内固体类食物排出,可减少洗胃时胃管的堵塞和缩短洗胃的时间。也可注射阿扑吗啡催吐。

洗胃:尽早洗胃,一般于服毒后4~6小时内进行。如服毒量大,尽管时间超过6小时仍须洗胃,通常洗胃不应过分受时间限制。现场洗胃可用注射器抽吸胃管洗胃,也可用漏斗胃管洗胃法(灌注洗胃法),即将胃管插入患者胃内,利用重力或虹吸原理,将胃内容物及毒物排出,如图3-5所示。如在社区卫生服务中心(站)内,可用电动吸引器洗胃法,即用电动吸引器连接洗胃管洗胃,能迅速有效地清除毒物,准确

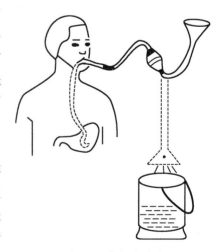

图3-5　灌注洗胃法

地记录洗胃的液体量,如图 3-6 所示。有条件的可用自动洗胃机洗胃法,利用电磁泵作为动力源,通过自控电路的控制,使电磁阀自动转换动作,分别完成向胃内灌入洗胃液和吸出胃内容物的洗胃过程,能自动、迅速、彻底清除胃内毒物。

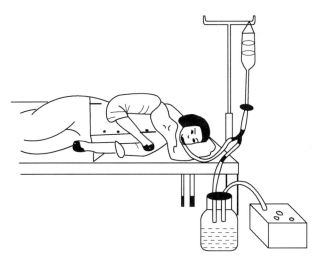

图 3-6　电动吸引器洗胃法

洗胃时,根据毒物性质,选择合适的洗胃液,如表 3-1 所示。

表 3-1　常用洗胃液适应证与禁忌证

洗胃液	适应证	禁忌证
清水、生理盐水	原因不明的各种急性中毒	
2%～4%碳酸氢钠溶液	有机磷农药中毒	敌百虫中毒、强酸中毒
1:5000 高锰酸钾溶液	巴比妥类、阿片类、有机毒物、蕈类等中毒	内吸磷、乐果、马拉硫磷中毒
1%～2%醋酸、食醋	氟乙酰胺、碱性毒物	强碱中毒
豆浆、牛奶、蛋清	腐蚀性毒物中毒	
米汤、淀粉溶液	碘中毒	
0.5%～1%活性炭混悬液	河豚、生物碱中毒	
5%～10%硫酸钠溶液	碘、铊、铬、汞、砷、酚、氰化物中毒	

导泻与灌肠:催吐和洗胃主要清除胃内尚未吸收的毒物。多数毒物

经小肠及大肠吸收,因此需采取导泻和灌肠,及时排出已进入肠道的毒物。洗胃后可经胃管注入25%硫酸镁30~60mL,或硫酸钠15~30g加水200mL,也可经胃管注入20%甘露醇250mL,以清除肠道内毒物。同时用1%肥皂水或生理盐水行高压灌肠。灌肠对于巴比妥类、吗啡等中毒引起的肠蠕动抑制及金属类所致的中毒尤为重要。

注意事项:昏迷、服用腐蚀性毒物、惊厥、门脉高压、休克等禁止催吐;酒精中毒禁用阿扑吗啡催吐;敌百虫中毒禁用碱性溶液清洗;强酸、强碱中毒禁洗胃;昏迷者禁用硫酸镁导泻。

3) 促进体内毒物排泄

吸氧:氧气可促进一氧化碳中毒患者碳氧血红蛋白的解离,促进一氧化碳的排出,高压氧治疗效果更好。

补液利尿:无心脏病、肺水肿及肾脏疾病等禁忌的情况下,大量饮水和静脉补液,同时使用速效利尿剂,可促进毒物经肾脏排泄。有条件者可行换血疗法、透析疗法等。

4) 遵嘱使用解毒剂及拮抗剂:常用解毒剂及其主要适应证如表3-2所示。常用的拮抗剂及其作用如下:纳洛酮为吗啡受体拮抗剂,对吗啡类引起的呼吸抑制有特异的拮抗作用,对急性乙醇中毒有催醒作用,对镇静安眠药中毒也有一定的效果;新斯的明可对抗箭毒中毒引起的肌肉瘫痪;鱼精蛋白可对抗肝素中毒。使用时要注意:碘解磷定忌与碳酸氢钠配伍;胆碱酯酶复活剂宜早期使用,如中毒超过三天或慢性中毒,其乙酰胆碱酯酶已老化,复活剂难以使其复活;有中枢抑制者忌用硫酸镁;有呼吸抑制者忌用吗啡等。

表 3-2　常用解毒剂及其主要适应证

解毒剂	适应证
碘解磷定、氯解磷定	有机磷农药中毒
阿托品	有机磷农药、毒蕈、毛果芸香碱中毒
亚甲蓝(美蓝)	亚硝酸盐、苯胺中毒
二巯基丙磺酸钠	毒鼠强中毒
解氟灵(乙酰胺)	氟乙酰胺中毒
特效抗毒血清	肉毒毒素、蛇毒、毒蕈等中毒
二巯基丙醇	砷、汞、锑、铋、锰、铅中毒

5）对症处理：很多急性中毒并无特效的解毒剂和拮抗剂,因此要做好保暖、吸氧、降温、止惊等对症及支持处理,维持呼吸、循环功能,保护重要脏器功能,防治并发症,使患者度过危险期。

（4）留取化验标本　在救护的同时,注意留取呕吐物、血液、尿液等标本或剩余毒物送检。

（5）监测生命体征,做好记录,安全转诊。

4.急性中毒患者的社区急诊护理程序(图 3-7)

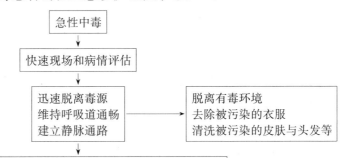

图 3-7　急性中毒患者的社区急诊护理程序

学习心得：_____

_____

_____

_____

_____

二维码 3-12

急性中毒
社区急诊护理

六、急腹症

急腹症是以急性腹痛为主要特征的临床常见病症,可以发生于内科、外科、妇科、儿科等多个学科领域。其可由腹腔脏器感染、破裂、穿孔、梗阻等引起,也可因腹外脏器或全身性疾病所致。急腹症起病急、变化快、病情危重,需要及时作出诊断和得到及时的救治。

腹痛可分为真性内脏痛、体性痛和牵涉痛。

真性内脏痛由源自内脏的传入神经末梢受刺激引起,多由消化道平滑肌痉挛、强烈的化学刺激或突然的扩张等所致。内脏对刀割、钳夹或烧灼等刺激不敏感。内脏痛是定位模糊的弥散性钝痛,有时伴恶心、呕吐、脉缓、血压下降等迷走神经受刺激的表现。

体性痛又称体壁痛,是体壁内面(包括腹膜)受刺激引起的尖锐的定位明确的局部痛感。牵拉腹膜、肠系膜及炎症、化学、物理性刺激均可引发疼痛,深呼吸、咳嗽、活动等引起腹肌活动时可加重疼痛。

牵涉痛是指体壁内面受刺激引起远隔部位相应局部的疼痛,其产生原因是病变器官与牵涉痛部位具有同一脊髓段的神经纤维分布,由交感神经与躯体神经共同参与引起疼痛。通常胃、十二指肠、肝、胆及胰腺的牵涉痛在上腹部,空肠、回肠及横结肠的牵涉痛局限于脐周,降结肠、乙状结肠及直肠的牵涉痛多位于耻骨上区域。急性胰腺炎上腹痛的同时可伴有左肩痛或左右肋缘至腰背部疼痛,急性胆囊炎除上腹部疼痛外常表现有右肩背部疼痛。

1. 引起急腹症的相关疾病

(1)腹内疾病　　主要指实质脏器和空腔脏器本身的病变。常见的有:① 炎症:如急性腹膜炎,可由胃肠道穿孔、腹内脏器炎症波及、脓肿和肿瘤破裂、腹内脏器破裂以及其他途径的感染;② 腹内脏器病变:如胃、肠、胆囊、胆管、肝脏、脾脏、胰腺、肾脏、输尿管、膀胱、子宫及附件等的病变;③ 腹内脏器急性供血障碍:如脏器扭转、动静脉血栓形成或栓塞、压迫性阻塞等;④ 腹内脏器支持组织的病变:如内脏被膜、韧带、网膜、肠系膜病变时,导致张力剧增或牵拉而引起腹痛。

(2)腹外器官及全身性疾病　　① 腹肌炎症:如腹部肌炎;② 胸部疾病:如大叶性肺炎、肺栓塞、自发性气胸、胸膜横膈膜炎、食管炎及食管裂孔疝等;③ 心血管病:心绞痛、心肌梗死、心包炎、主动脉夹层;④ 内分泌、代谢紊乱性疾病:糖尿病酮症酸中毒、甲状腺功能亢进、尿毒症等;⑤ 中毒:铅中毒、生物毒素如毒蛇咬伤等;⑥ 变态反应性疾病:腹型风湿热或紫癜、结节性动脉周围炎、系统性红斑狼疮及腹型荨麻疹等;⑦ 神经疾病:周围神经炎、腹型癫痫;⑧ 心因性疾病:如神经官能症等;⑨ 其他:带状疱疹及其他病毒、原虫、寄生虫感染等。

学习心得：＿＿＿＿＿＿＿＿＿＿＿＿＿＿＿＿＿＿

＿＿＿＿＿＿＿＿＿＿＿＿＿＿＿＿＿＿＿＿＿＿＿

＿＿＿＿＿＿＿＿＿＿＿＿＿＿＿＿＿＿＿＿＿＿＿

＿＿＿＿＿＿＿＿＿＿＿＿＿＿＿＿＿＿＿＿＿＿＿

＿＿＿＿＿＿＿＿＿＿＿＿＿＿＿＿＿＿＿＿＿＿＿

二维码 3-13

急腹症概述

2.常见急腹症特点

社区常见急腹症特点如表 3-3 所示。

表 3-3　社区常见急腹症特点

疾　病	主要临床特点
急性阑尾炎	转移性右下腹疼痛：开始为上腹部或脐周阵发性疼痛，数小时后转移并固定在右下腹，为持续性疼痛，伴恶心呕吐、寒战和发热。麦氏点压痛：脐与右侧髂前上棘连线的中、外 1/3 交点处压痛，压痛点可因阑尾位置变异而改变，但压痛点固定在某一位置，压痛范围可随炎症的扩散而扩大
急性胆囊炎	常在食用油腻食物后突然起病，右上腹部持续性剧烈绞痛，阵发性加重，疼痛常向右肩或右背部放射，伴恶心、呕吐、寒战和发热。胆囊区有压痛和肌紧张。Murphy 征阳性：检查者左手掌放在患者的右肋缘部，将拇指放在腹直肌外缘与肋弓交界处(胆囊点)，首先以拇指用中度压力压迫腹壁，然后嘱患者行深呼吸。深吸气时，发炎的胆囊触及正在加压的手指，引起疼痛，患者因疼痛而突然屏气。有时在右上腹可触及肿大的胆囊
急性胰腺炎	常由饮酒或暴饮暴食诱发。突发上腹部持续性疼痛，阵发性加重，疼痛向左肩部或腰背部放射，多伴恶心、呕吐且吐后腹痛不缓解。腹胀明显。轻者上腹偏左压痛，无明显反跳痛与肌紧张。若是出血坏死性胰腺炎，则压痛明显，伴肌紧张与反跳痛，可波及全腹，伴有发热、黄疸、休克的表现
肾、输尿管结石	多于活动后起病，突然腰部或腹部阵发性剧烈绞痛，向同侧睾丸或阴唇和大腿内侧放射。发作时患者辗转不安、恶心呕吐、大汗。肾绞痛伴血尿是其特点。B 超、X 线可助诊断
胃、十二指肠溃疡急性穿孔	多有胃、十二指肠溃疡病史，在精神紧张、劳累、不规律饮食情况下发生。在溃疡病规律腹痛的基础上，突然发生上腹部持续性剧烈疼痛，逐渐向全腹扩散，伴恶心、呕吐。患者表情痛苦，可有面色苍白、四肢发冷、脉搏细速等休克表现。全腹压痛、反跳痛、肌紧张，以上腹部最明显，肠鸣音消失，肝浊音界缩小或消失，X 线检查可见膈下游离气体

续　表

疾　病	主要临床特点
宫外孕	有短期的停经史,突然下腹一侧有撕裂样或阵发性疼痛,伴肛门坠胀、排便感,常伴有恶心、呕吐。内出血多时,则有面色苍白、出冷汗、血压下降、脉搏细速等休克症状,患者可出现晕厥情况。下腹部有明显的压痛、反跳痛,但腹肌紧张并不明显,出血多时可有移动性浊音。宫颈举痛:盆腔检查时,将子宫颈向上或向左右轻轻触动时可引起剧烈疼痛,是输卵管妊娠破裂的特征之一
脾破裂	常有外伤史,突发左上腹持续性疼痛,可放射到左肩部。内脏大出血的表现:头晕或晕厥、心悸、口渴、面色苍白、出冷汗、脉搏细速、脉压减小、血压下降、尿少。左上腹压痛,出血多时有腹胀、腹部柔韧感、移动性浊音,而腹膜刺激征不明显。腹腔穿刺可得不凝固血液。脾破裂早期症状体征可不明显,以致等到出血性休克时才被重视,因此外伤患者应严密监测血压
急性心肌梗死	部分患者发病前数日有胸部不适、乏力,突然发生胸骨后、心前区或上腹部疼痛,呈压迫性、紧缩性,也可呈烧灼性闷痛,持续时间长,可达数小时。休息和含服硝酸甘油不缓解,可伴有胸闷、恶心、呕吐、腹胀。严重者有心律失常、心力衰竭、休克的表现。心电图有助于诊断
急性胃肠炎	有食用不洁食物史,突发腹部特别是脐周阵发性疼痛,伴恶心、呕吐、腹泻,可有发热。吐泻严重者,可有脱水及水、电解质失衡的表现。脐周或上腹部可有轻压痛,无肌紧张和反跳痛
单纯机械性肠梗阻	突然阵发性腹部绞痛,多发生在中腹部,腹痛时伴肠鸣音亢进。呕吐:高位梗阻时,呕吐出现得早且频繁,呕吐物为胃及十二指肠内容物;低位梗阻时,呕吐出现迟或少,呕吐物有粪臭味。腹胀:高位梗阻时,腹胀不明显;低位梗阻时,全腹胀痛。可见胃型或肠型,腹部轻压痛,肠鸣音亢进,有气过水音或金属音
急性梗阻性化脓性胆管炎	多有胆道疾病及胆道手术史,突发剑突下或右上腹持续性疼痛,可阵发性加重,并向右肩胛下及腰背部放射。多数伴恶心、呕吐。Charcot 三联症:腹痛、寒战高热、黄疸。Reynolds 五联症:上述三联症加上休克、意识改变
胆道蛔虫病	多见于青少年和儿童,突发性剑突下或上腹部钻顶样剧烈疼痛,可向右肩背部放射,持续时间不等,可突然自行缓解,也可反复发作,间歇期内活动如常。疼痛发作时可伴呕吐,患儿坐卧不安、大汗淋漓,呕吐物中有时可见蛔虫。无发热。剑突下或右上腹可有深压痛

学习心得：_____

_____

_____

_____

_____

二维码 3-14

急腹症特点

3.急腹症病因判断

急腹症病因判断首先要分清是内科急腹症还是外科急腹症，再进一步评估确定初步病因。在评估时要注意以下几个方面：急腹症与发病年龄、性别、婚姻、职业的关系；过去史和起病诱因；起病缓急；疼痛部位、持续时间、疼痛特征；疼痛放射；伴发症状与疾病的关系；使腹痛加重和缓解的因素等。

（1）内科、外科急腹症的区别　　如上所述，内外科疾病都可引起急性腹痛，因处理方法不同，应注意区别。内科、外科急腹症的一般特点见表3-4。此外，还应注意老年人因感觉迟钝，有严重的外科急腹症但其症状体征不典型，可以无压痛、反跳痛和肌紧张，应注意全面分析，防止误诊。

表 3-4　内科、外科急腹症的一般特点

主要表现	内科急腹症	外科急腹症
腹痛	腹痛较轻、非最早出现	腹痛多重，最早出现且是最主要症状
伴随症状	多伴有其他症状体征	少伴其他症状、体征
发热	先发热，后出现腹痛	先有腹痛，后再发热
压痛点	无明确的压痛点，无拒按或喜按	压痛点明确，拒按
腹式呼吸	存在，无受限	受限或消失
腹膜刺激征	无	明显

（2）根据腹痛部位判断病因　　一般来说疼痛开始的部位或最显著的部位，可反映腹部相应器官的病变，具有定位价值。但要注意牵涉痛、转移性腹痛情况。常见腹痛部位与脏器病变的关系见表3-5所示。

表 3-5　腹痛部位与脏器病变的关系

腹痛部位	腹内脏器病变	腹外病变
右上腹	十二指肠溃疡穿孔、急性胆囊炎、胆石症、急性肝炎、急性腹膜炎、右膈下脓肿、急性门静脉或肝静脉血栓形成	右下肺及胸膜炎症、右肾结石或右侧肾盂肾炎、右肾梗死等
中上腹	急性梗阻性化脓性胆管炎、胆道蛔虫症、溃疡病穿孔、胃痉挛、急性胰腺炎、阑尾炎早期、食道裂孔疝	心绞痛、心肌梗死、酸中毒
左上腹	急性胰腺炎、胃穿孔、脾周围炎、脾梗死、左膈下脓肿等	左下肺及胸膜炎症、左肾结石或梗死、肾盂肾炎、心绞痛
脐 周	小肠梗阻、肠道蛔虫症、小肠痉挛、阑尾炎早期、回肠憩室炎、急性出血性坏死性小肠炎、肠系膜静脉血栓形成等	过敏或毒素引起的腹痛
右下腹	阑尾炎、右侧腹股沟嵌顿疝、局限性肠炎、肠系膜淋巴结炎、小肠穿孔、肠梗阻、肠结核、肠肿瘤	右输尿管结石
下 腹	痛经、急性盆腔炎、盆腔脓肿、异位妊娠破裂、卵巢滤泡或黄体破裂、卵巢囊肿蒂扭转等妇科疾病,常常疼痛偏重于病变侧	尿潴留、膀胱炎、急性前列腺炎
左下腹	左侧腹股沟嵌顿疝、乙状结肠扭转、细菌性痢疾、结肠癌等	左输尿管结石

(3)根据腹痛性质判断病因　根据腹痛性质、轻重、缓急及有无放射痛等可对急腹症进行初步的诊断,见表 3-6 所示。

表 3-6　疼痛性质与病变的关系

疼痛性质	病变情况
阵发性绞痛	常因空腔脏器梗阻,致平滑肌痉挛性收缩,有间歇期,疼痛持续时间长短不一,可反复发作、阵发性加重,如小肠机械性梗阻、胆管结石、输尿管结石等
持续性钝痛或隐痛	多表示炎症性或出血性病变,如胆囊炎、阑尾炎、肝脾破裂出血
刀割样或烧灼性锐痛	多见于化学性刺激作用于腹膜而引起的剧痛,如消化性溃疡穿孔

续　表

疼痛性质	病变情况
持续性腹痛伴阵发性加重	表明炎症的同时伴有梗阻或梗阻性疾病伴血运障碍，如胆结石合并胆道感染、肠梗阻发生绞窄等
钻顶样疼痛	常见于胆道蛔虫症、胰管蛔虫症
胀　痛	常由器官包膜张力的增加、系膜牵拉或肠管胀气扩张等引起，如肝炎、麻痹性肠梗阻等
轻微腹痛	一般病情较轻，如单纯的胃肠道炎症。但老年人、脏器破裂内出血疼痛可以不重，阑尾炎坏死穿孔后、腹膜炎导致休克后疼痛减轻，应引起注意
剧烈腹痛	一般病情较重，见于溃疡穿孔、腹膜炎、梗阻、绞窄等病变。但疼痛有个体差别，有时疼痛程度与病变程度并不一定成正比，如胆道蛔虫症表现为剧烈的疼痛，但器官器质性损害相对较轻
疼痛放射	某些病变引起的疼痛常放射到固定的区域，这是其特征。胆道、肝脏疾患引起的疼痛可放射到右肩或右肩胛下部；脾破裂可引起左肩放射痛；急性胰腺炎引起的疼痛常向左腰背部放射；肾盂、输尿管结石，疼痛多沿两侧腹放射到腹股沟部、大腿内侧；子宫及直肠疾患引起的疼痛多向腰骶部放射
疼痛转移	转移性右下腹痛是急性阑尾炎的特点
疼痛缓慢发生，逐渐加重	多为炎症性病变
疼痛突然发生，迅速恶化	腹痛突然出现，迅速恶化或伴有休克，常提示实质性脏器破裂，空腔脏器穿孔，脏器急性梗阻、扭转、绞窄，如绞窄性肠梗阻、急性小肠扭转等

学习心得：_____

_____

_____

_____

_____

二维码 3-15

急腹症判断

4.急腹症的社区急诊护理

（1）评估腹痛性质及起病因素　对腹痛的发生方式、疼痛程度、有无放射痛或转移性疼痛、伴随症状，以及既往史、有无外伤、育龄妇女有无停经史等情况进行评估。

（2）区分内、外科急腹症　内、外科急腹症的处理方式不同，社区护士首先应对是否有脏器破裂内出血、空腔脏器穿孔、脏器扭转、嵌顿、绞窄等情况或有可能发生这些情况的因素进行评估，对威胁患者生命、急需处理的外科情况进行排查，特别要对外伤后的肝、脾破裂，女性宫外孕破裂大出血等予以重视，以防延误抢救时机。

（3）禁食禁水、监测血压、监测腹部体征　对未明确诊断的急腹症，暂时禁食禁水，同时监测血压及腹部症状与体征。血压监测有利于及时发现宫外孕破裂、脾破裂大出血情况，对于脉搏增快、收缩压正常但脉压明显缩小的情况要特别注意，看是否是休克早期的表现。

（4）建静脉通路　对于急性腹痛伴内出血、脱水及其他急需用药的情况，应迅速建立静脉通路，遵嘱输液输血。

（5）严密观察病情　除对患者的血压进行监测外，应对患者的呼吸和意识及其他伴随症状如呕吐、腹泻、发热、尿量等情况进行观察，协助医生进行诊断。

（6）对症处理

1）遵嘱应用止痛剂：在没有肠梗阻、青光眼等禁忌的情况下，遵嘱使用解痉类止痛剂，如阿托品、山莨菪碱等。在未明确诊断前禁用吗啡类镇痛剂。

2）安置合适体位：卧床休息，内出血休克者置休克卧位，腹膜炎者置半坐卧位。

3）保暖、热敷：对于受寒而出现胃痉挛、痛经等患者，注意保暖，饮食进食清淡温热，局部热敷等，可缓解疼痛。

4）吸氧：对于较严重的急腹症患者，予以鼻导管或面罩吸氧。

5）胃肠减压：对于腹胀明显或有急需外科处理的情况，予插胃管进行胃肠减压，有利于从胃管内注入止血药、制酸药等。

6）做好心理护理：在急腹症未明确诊断前，不能使用止痛药和进食进水，应向患者和家属解释，并尽量以非药物方式来减轻疼痛。

（7）安全转诊　对于腹膜刺激征阳性、有急性腹腔积液或膈下游离气体、血压不稳定有休克表现等明显的外科情况及高龄、剧烈腹痛、黄疸、中毒症状等严重情况时，应及时护送至有条件的医院进行救治，同时详细记录病情、出入量及救治过程，做好交接班。

5.急腹症患者的社区急诊护理程序(图 3-8)

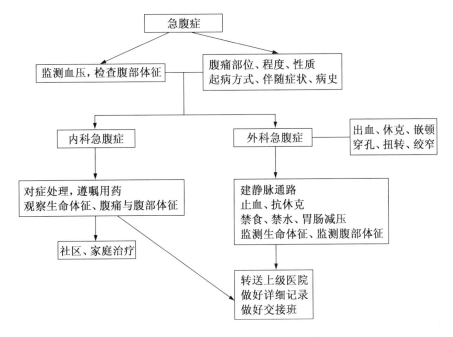

图 3-8　急腹症患者的社区急诊护理程序

学习心得：＿＿＿＿＿＿＿＿＿＿＿＿＿＿＿＿

＿＿＿＿＿＿＿＿＿＿＿＿＿＿＿＿＿＿＿＿＿＿

＿＿＿＿＿＿＿＿＿＿＿＿＿＿＿＿＿＿＿＿＿＿

＿＿＿＿＿＿＿＿＿＿＿＿＿＿＿＿＿＿＿＿＿＿

＿＿＿＿＿＿＿＿＿＿＿＿＿＿＿＿＿＿＿＿＿＿

二维码 3-16

急腹症
社区急诊护理

七、急性创伤

随着科技的发展，人类生存和探索自然的领域不断拓展，由此造成的各类创伤也成为一个突出的问题。创伤已成为人类致残、致死的主要原因之一，在总死亡原因中位居我国城市死因的第四位和农村死因的第五位，位居发达国家农村死因的第四位。其中交通事故伤害已被公认为"世界第一公害"。

创伤是指由于机械性致伤因素(如锐器切割与刺入、重力挤压、钝器击打、枪弹射击等)作用于人体,造成组织破坏和生理功能障碍,甚至危及机体生命的一类损伤性疾病。

严重创伤的救治成功与否,时间是关键。伤后60分钟是决定伤员生死的关键时间。社区护士处于伤病救治的最基层、最前沿,掌握创伤救护的基本知识和技能,对创伤患者进行合理的抢救是挽救伤员的重要基础。

1. 创伤分类

(1) 按创伤部位分类　如颅脑创伤、胸部创伤、腹部创伤、四肢创伤等。

(2) 按伤后皮肤完整性分类　① 闭合性损伤:挫伤、扭伤、爆震伤、挤压伤;② 开放性创伤:擦伤、刺伤、切割伤、撕裂伤等。

(3) 按损伤组织与器官的多少分类　① 单个伤:单一组织或器官的损伤;② 多发伤:为两个系统以上的组织或器官的创伤。

(4) 按创伤程度分类　① 轻度:主要伤及局部软组织,大多无碍生活、学习和工作,只需局部处理或小手术治疗即可;② 中度:伤及广泛软组织,可伴腹腔脏器损伤、上下肢骨折,暂时丧失工作能力,需要手术治疗,但一般无生命危险;③ 重度:指危及生命或治愈后可能留有严重残疾的损伤。

此外,根据致伤因素的多少又可分为单一伤和复合伤,由单一致伤因素导致的损伤称为单一伤;由两种或两种以上致伤因素同时或相继作用于人体所造成的损伤,称为复合伤,如原子弹爆炸产生的物理、化学、高温、辐射等因素所引起的创伤。

2. 创伤严重程度评估

伤情评估是指在现场或急救车上,根据所得各种数据对伤情迅速作出判断,决定将该伤员送往合适的医疗单位,得到合适的医疗救护,从而避免:① 把重伤员误作为轻伤员处理,未能将其送到创伤救治中心或大医院,使之失去良好的救治机会,导致致残、致死机会显著增加;② 把轻伤员误当作重伤员送往大医院救治,造成大医院负荷过重,应急能力下降,不仅影响对重伤员的救治,也增加轻伤员的经济负担。

多发伤伤势重、伤情变化快、休克发生率及死亡率高,需要医护人员立即进行系统的、有主次的体格检查,及时发现并迅速处理呼吸道梗阻、大出血和休克这三种凶险情况,在窒息、休克和出血获得初步控制后,再进行比较仔细的检查,避免闭合性损伤的漏诊,使伤员尽可能地获得及时、准确的诊治。

（1）危及生命伤情的评估 对严重创伤,特别是多发伤的早期评估,首先需判断有无致命伤,注意伤员的神志、面色、呼吸、血压、脉搏、出血情况,迅速明确以下几点:

1）气道情况:判断气道通畅与否,有无血凝块、黏痰、异物堵塞,若为气道梗阻,则根据原因处理。

2）呼吸情况:观察呼吸是否正常,是否有张力性气胸及连枷胸等存在。

3）循环情况:判断血压是否正常,检查动脉搏动情况,观察毛细血管充盈时间,检查有无大出血,粗略估计出血量。

4）中枢神经系统情况:观察瞳孔大小、对光反射,估计昏迷指数,观察有无偏瘫或截瘫等。

（2）全身主要伤情评估

1）头部:有无头皮血肿、颅骨骨折及耳、鼻、口有无出血和脑脊液外漏。

2）颈部:有无颈椎损伤及颈部软组织、血管损伤导致的气管压迫等。

3）胸部:观察呼吸运动,有无开放性伤口及反常呼吸运动。

4）腹部:有无穿透伤及腹胀、压痛、反跳痛、肌紧张、移动性浊音、肝浊音界缩小等。

5）四肢:有无外观畸形、异常活动等骨折情况,注意温度、肢端颜色、感觉以及关节活动情况。

6）其他:骨盆、脊柱有无骨折等。

（3）伤口评估 对伤口的大小、深浅、形状、有无出血及污染程度、是否有异物残留等进行评估。

（4）伤情判断 创伤评分参照第一章第三节内容。

学习心得:_____

_____

_____

_____

_____

二维码 3-17

急性创伤概述

3. 不同部位创伤的评估重点

根据受伤部位及致伤因素的不同,现场评估要突出重点,处理主要伤情。不同创伤部位评估重点如表 3-7 所示。

表 3-7　不同创伤部位评估重点

创伤部位	急诊评估重点
头部创伤	意识:是否即刻昏迷、昏迷程度、有无中间清醒期,昏迷—清醒—昏迷为急性硬膜外血肿的典型症状。 瞳孔:大小、对光反射、两侧是否等大,双侧瞳孔大小改变常提示存在脑疝、严重脑挫裂伤或脑干损伤,伤后一段时间后出现一侧瞳孔散大多为脑疝。 颅骨骨折:注意暴力性质、受力点、头部伤口及有无脑脊液漏等。 颅内高压:剧烈头痛伴频繁呕吐,常为颅内压急剧增高的表现,应警惕颅内血肿和脑疝的可能性。 呼吸及其他生命体征,有无失语、肢体瘫痪、抽搐等。
面、颈部创伤	呼吸道受阻:检查是否有口腔、鼻腔损伤组织、血块、脱落牙齿及分泌物堵塞;有无颈部血管损伤后的血肿压迫;有无气管或喉部破裂,血块及异物堵塞下呼吸道;有无气管移位等。 出血:注意受伤部位有无迅速肿大血肿或搏动性血肿,颈动脉出血可迅速发生失血性休克,注意伤侧颈动脉、眼动脉搏动是否消失,伤口处呈喷射状出血者立即行颈动脉压迫止血并送上级医院手术。 颈椎受伤:有无颈背部痛、颈椎有无压痛或颈项强直或伴肢体活动障碍,疑有颈椎损伤者注意避免搬运时颈部扭曲,以防骨折移位损伤或加重脊髓损伤。 局部组织伤情检查,是否合并颅脑损伤。
胸部创伤	呼吸:呼吸困难、发绀情况,有无咳嗽咯血、反常呼吸等。 连枷胸:多根多处肋骨骨折可造成胸壁软化,形成浮动胸壁(连枷胸),注意有无反常呼吸、呼吸困难、发绀、气管健侧移位、患侧呼吸音减弱、低血压休克等。 气胸:注意胸壁伤口、呼吸困难、气管移位、呼吸音、皮下气肿及缺氧情况等。 心包填塞:注意是否有颈静脉怒张、低血压及心音低而遥远等(Beck 三联征)表现,心包填塞可迅速至死,需及时处理。 休克:注意是否肋骨骨折伴胸、腹腔脏器的损伤,注意是否伴有肝、脾破裂,是否是穿透伤,注意外出血及血胸情况,观察血压。 胸椎损伤:注意局部有无压痛及肢体活动情况。 其他伤情:注意伤口情况,有无胸腔异物、呼吸道堵塞等。

续　表

创伤部位	急诊评估重点
腹部创伤	腹腔脏器损伤:根据是否是撞伤、刺伤或其他致伤因素引起的损伤,判断腹腔脏器受伤情况。注意腹痛的部位及有无压痛、反跳痛及肌紧张等腹膜刺激征,有无移动性浊音。 内出血:监测血压、脉搏变化及腹部体征。 腰椎损伤:注意局部压痛及下肢活动情况。
骨盆损伤	腹腔脏器损伤及内出血:注意下腹部有无压痛、肌紧张、反跳痛情况,注意有无内出血情况。 骨折:注意是否有较广泛的局部疼痛、压痛和肿胀,移动下肢时是否骨盆部疼痛加重,必要时做骨盆挤压和分离试验。 尿道损伤:注意有无骑跨伤,是否有尿道疼痛且排尿时加重,有无尿血、排尿障碍、不能插入导尿管、尿液外渗等。 生殖器损伤:阴囊及睾丸损伤是男性常见损伤之一,可出现疼痛、肿胀,甚至出现晕厥、休克等。
四肢创伤	骨折:注意有无局部肿胀、畸形、疼痛及异常活动等。 出血:注意局部伤口出血及血肿情况,肢端血运,观察血压变化情况。 软组织损伤:注意局部肿胀、疼痛及活动情况,有无骨筋膜室综合征等。

学习心得:＿＿＿＿＿＿＿＿＿＿＿＿＿＿＿＿＿

＿＿＿＿＿＿＿＿＿＿＿＿＿＿＿＿＿＿＿＿＿＿＿

＿＿＿＿＿＿＿＿＿＿＿＿＿＿＿＿＿＿＿＿＿＿＿

＿＿＿＿＿＿＿＿＿＿＿＿＿＿＿＿＿＿＿＿＿＿＿

二维码 3-18

急性创伤
评估重点

4. 创伤现场救护

现场救护任务:快速评估危重伤员,找出威胁生命的创伤并处理,必要时行心肺复苏常规操作,处理休克与缺氧,迅速运送至最近医院。

(1)脱离危险环境　救护人员到达现场后,迅速将伤员搬运至安全地带,如从倒塌的建筑物中、火灾场所、有毒环境中救出。搬运伤员时动作要轻柔,避免再损伤,切忌从重物下拉出伤员,应先抬起重物然后救出伤员。

(2)处理窒息,抢救生命　如伤员心跳呼吸停止,应立即进行心肺复苏术。在多发伤处理中,窒息是最优先需要处理的险情,窒息也是创伤现场和运送途中伤员死亡的主要原因。创伤时引起窒息的原因常见的有血块、黏痰或呕吐物堵塞气道,或昏迷患者舌后坠、下颌骨折等。在急救时第一步就是清除气道异物,拉出后坠的舌头,开放气道(详见第二章第三节内容),维持呼吸循环。

(3)止血　及时正确的止血是减少现场死亡的重要措施。体表伤口的出血通常比较明显,最有效的办法是指压动脉法及加压包扎法,以控制出血。当遇到四肢大血管破裂不能用以上方法时,可用橡皮止血带或充气止血带止血(详见第二章第四节内容)。

(4)封闭开放性气胸　胸部有开放性伤口时,应迅速用厚敷料严密封闭伤口,如缺乏无菌敷料,可用清洁的衣被等物代替,牢固包扎,但应避免将敷料等塞入胸腔,以免引起严重的感染和其他并发症。有张力性气胸时,应进行应急胸腔穿刺排气(见第二章第二节内容)。

(5)抗休克　创伤现场救护抗休克的主要措施是止血、建静脉通路、输液扩容、安置合适的体位、监测血压、及时转送等。

(6)处理伤口　主要创伤伤情现场处理方法见表3-8。

表3-8　主要创伤伤情现场处理

伤　　情	现 场 处 理
皮肤伤口	用无菌敷料或清洁的毛巾、衣服、布类覆盖伤口,外用绷带或布条包扎
外露的骨、肌肉、内脏、脑组织	禁忌回纳入伤口,用无菌纱布或塑料薄膜覆盖,再用大小合适的无菌碗或清洁的小盆扣在上面,外面再包扎固定,注意勿使容器的边缘压住外露的组织,以保护脱出的组织,再送医院作进一步处理
伤口内异物或血凝块	忌随意去除,避免引发大出血
颅骨骨折伴有开放性伤口	用敷料或其他布类物品做一个大于伤口的圆环放在伤口周围,然后包扎,避免颅骨骨折片在包扎时陷于颅内
多根多处肋骨骨折	用衣服、枕头或沙袋等加压包扎于伤侧,以避免胸壁浮动
异物穿透伤	禁忌拔出异物,应连同异物一起送医院处理,途中做好保护,方法是先将异物露在体表的一端固定,用绷带、布带等紧贴刺入物的根部将异物扎紧固定,防止异物继续刺入体内或脱出体外,再用三角巾或干净布类包扎伤口,以防再损伤
骨折	妥善固定,安全运送,不在现场复位
离断肢体或器官	用无菌急救包或清洁的干布包好,装入密封的塑料袋中,外置冰块,低温保存。切忌用冰水浸泡或使冰水浸入断肢创面。离断肢体或器官连同伤员一起送往医院

(7)现场观察,做好伤情记录　现场观察也是现场救护的一个重要任务,不仅需要了解致伤因素和暴力情况、受伤的详细时间,而且要注意最初

发现时的体位、神志和出血量等,并做好伤情记录,以便向接收伤员的救治人员提供详细的现场情况,有利于判断伤情、估计出血量和指导治疗。

（8）正确运送

1）安置合适的体位:一般伤员运送采取平卧位,昏迷者头偏向一侧,防舌后坠或分泌物、呕吐物误吸引起窒息;胸部损伤者取半卧位,减轻呼吸困难;腹部损伤者取仰卧位,膝下垫枕头以使腹肌松弛;休克者取平卧位,下肢抬高 30°或将上身、下肢均抬高 30°,或取上身略低的休克卧位。

2）妥善固定,合理搬运:利用现场物品对骨折患者作有效的固定,疑有脊椎骨折的患者应由多人进行整体搬运,搬到硬板上再运送,避免脊柱扭曲,切忌用背驮、抱持等方法搬运伤者。

3）观察病情:担架运送时伤员头朝后,便于后面的人员观察伤员面色、神志等。用救护车运送时,伤员头朝后,以防脑缺血。

4）对症处理:运送途中注意维持呼吸道通畅,继续补液,做好保暖,吸氧并遵嘱适当使用止痛药等。

5）避免再损伤:运送时间长时,要注意预防压疮及止血带止血引起的肢体缺血损伤等,应注意定时翻身和放松止血带。此外,避免碰伤、坠伤、骨折移位等。

6）监测伤情,详细记录。

5.创伤现场救护程序(图 3-9)

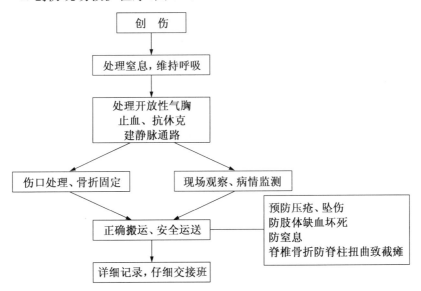

图 3-9　创伤现场救护程序

学习心得：_____

_____

_____

_____

_____

八、大咯血

声门以下呼吸道包括喉腔、气管、支气管、肺组织的出血,经咳嗽从口腔咯出称咯血(emptysis)。大咯血通常指 1 次咯血量大于 200mL,或 24 小时内咯血量大于 400mL 者。

1. 大咯血常见原因

引起咯血的原因很多,主要是由呼吸系统疾病引起,也可由呼吸系统以外的全身性疾病所致。大咯血的常见原因有:

(1) 支气管扩张　由于支气管壁弹性纤维被破坏,形成假性动脉瘤,破裂后可引起大咯血。多有慢性咳嗽及咳脓痰、咯血病史。

(2) 肺结核　肺结核咯血是常见症状,大咯血多见于慢性纤维空洞型肺结核形成的假性动脉瘤破裂。患者多有慢性咳嗽、低热、盗汗、倦怠乏力、食欲不振等表现。

(3) 支气管肺癌　晚期癌组织侵蚀较大血管可致大咯血。对 40 岁以上有多年吸烟史、无其他疾病史者,应高度怀疑肺癌的可能。

(4) 其他疾病　如肺脓疡、肺吸虫病、肺血管瘤破裂、肺栓塞、出血性疾病、左心衰竭等都可导致咯血。

2. 大咯血病情判断

(1) 区别口、鼻、咽部出血　首先判断是否真正咯血,排除鼻、咽、口腔的出血,此类患者多有鼻咽和口腔疾病史,鼻咽部出血多有后吸和吞咽动作,局部检查可见出血点。

(2) 区别呕血　呕血是指消化道出血,经口腔呕出,一般不难区别,但有时出血急剧、患者病史诉说不清,也可出现混淆,需仔细鉴别,见表 3-9。

表 3-9　咯血与呕血的临床鉴别要点

项　目	咯　血	呕　血
病史	多有呼吸系统疾病、心脏病史	多有胃肠、肝脏疾病史
前驱症状	常有咽部发痒、咳嗽	多有上腹部不适、恶心
排出物颜色、性状	色鲜红,泡沫状	暗红或咖啡色,无泡沫
伴随物	常混有痰液	常混杂物或胃液
pH 值	碱性	酸性
重要并发症	大咯血易致窒息	易致失血性休克

（3）判断咯血严重情况　咯血的多少与病因、病变性质及组织损害程度有关,咯血的危害与咯血量的大小、出血速度有关。当然,咯血量的大小与病情的预后并不一定成正比。

小量咯血:24 小时咯血量小于 100mL。

中等量咯血:24 小时咯血量 100～400mL。

大咯血:以下任意一种情况均称为大咯血:1 次咯血量＞200mL;24 小时内咯血量＞400mL;48 小时内咯血量＞600mL;咯血引起气道阻塞导致窒息;持续咯血需补充液体以维持血容量者。

学习心得:＿＿＿＿＿＿＿＿＿＿＿

＿＿＿＿＿＿＿＿＿＿＿＿＿＿＿＿＿

＿＿＿＿＿＿＿＿＿＿＿＿＿＿＿＿＿

二维码 3-20

大咯血概述

＿＿＿＿＿＿＿＿＿＿＿＿＿＿＿＿＿

3.大咯血患者的社区急诊护理

大咯血主要的致死原因是窒息,预防窒息是大咯血社区护理的核心内容,应及早预防、识别和就地抢救。

（1）绝对卧床休息　患者绝对卧床休息,减少搬动,放松心理,必要时适当镇静,以避免血液循环加速而加重出血。

（2）安置合适的体位　一般采取患侧卧位,以减少患侧肺的活动度,同时预防血液顺体位流入健侧肺。不明出血部位者采取平卧位,若出血量不大,也可视情况采取半坐卧位,以减少下肢血液回流,降低肺循环压力以减少出血。如有气道受阻表现,则应置头低足高位,并拍背以排出气道内血液。

(3)勿屏住咳嗽　遇大咯血,患者一般都较紧张,不敢咳嗽而尽量屏住。护士须做好患者心理护理,尽量使患者放松,不刻意屏住咳嗽。剧烈咳嗽容易使出血加剧,必要时酌情遵医嘱使用镇静、止咳剂,但禁用吗啡,防因过度抑制咳嗽而引起窒息。年老体弱者不宜使用止咳剂。

(4)减少出血　尽量避免使血压增高、肺活动度增高、肺血液循环加快的任何使肺出血加剧的因素。主要措施有:保持镇静,放松心理;避免患者肢体的主动运动;患侧卧位;患侧冷敷;输液速度宜慢,没有休克症状不予大量输血等。

(5)止血药使用　垂体后叶素是大咯血常用药物,可收缩肺小动脉,减少肺内血流量,降低肺循环压力,使出血部位血管收缩而达到止血目的。可遵医嘱静脉滴注,同时监测血压,根据血压情况调整用药速度。高血压、心脏病者及孕妇禁用垂体后叶素。

(6)安全转送　大咯血患者不宜在社区治疗,应及时转送专科医院住院治疗。转送时让患者绝对卧床,并备气管内吸引的相关物品,专人护送,切忌让患者自行步行前往相关医院。

(7)大咯血并发窒息的抢救

1)窒息先兆:患者表现为咯血突然减少或停止、胸闷烦躁、表情恐怖、喉头作响而咯不出。

2)立即体位引流:立即抱起患者下身,使其躯干与床成40°~90°,拍击背部,倒出肺内血液。

3)清除血块:用开口器或筷子、木棒把口张开,并用舌钳或手指将舌拉出,清除口咽部积存血块,或用导管或塑料管自鼻腔插至咽喉部,吸出咽喉内的血块,并刺激咽喉部,使患者用力咯出堵塞于气管内的血块。

4)吸氧:气道阻塞解除后,立即高流量给氧。

5)遵嘱对症用药。

4.大咯血患者的社区急诊护理程序(图 3-10)

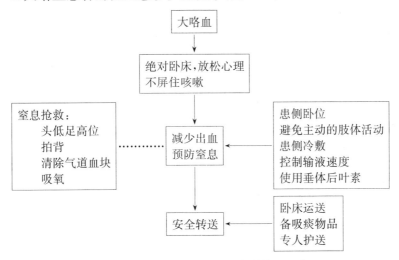

图 3-10 大咯血患者的社区急诊护理程序

学习心得:_____

_____

_____

_____

二维码 3-21

大咯血
社区急诊护理

九、急性上消化道大出血

上消化道出血是指屈氏(Treitz)韧带以上部位的消化道,包括食管、胃、十二指肠、胆道及胰腺病变引起的出血。其临床特征为呕血和(或)黑便以及失血的表现。成人短时内失血量超过 1000mL,或者达到自身循环血量的 20%,并伴有不同程度的急性周围循环衰竭称为上消化道大出血。上消化道大出血是社区常见急诊之一,迅速确定出血部位、原因并给予恰当的处理,对疾病的预后有着重要的意义。

1.上消化道出血常见原因

(1)胃及十二指肠溃疡 是上消化道出血的主要原因,约占半数以上,其特点是慢性病程、周期性发作、节律性上腹痛。出血前多数腹痛加剧、节律性腹痛消失,抗酸药效果不佳,常感腹胀不适,并伴恶心、呕吐。

出血量少,不伴呕吐,以黑便为主,如突然大出血,可吐出大量鲜血。

（2）门静脉高压　肝硬化引起的门静脉高压所致的上消化道出血约占 1/4。临床特点有脾肿大、脾功能亢进、腹水、肝功能异常等。门静脉高压引起的上消化道出血是食道、胃底静脉曲张破裂的结果,其特点为出血量大、呈喷射状且不易自止,这与肝功能损害影响凝血因子合成、脾功能亢进引起血小板下降及局部静脉的解剖结构有关。

（3）急性胃黏膜病变　包括应激性溃疡和急性出血性胃炎,约占 20%。可由酗酒、使用非甾体类抗炎药和使用肾上腺皮质激素引起,也可由创伤、休克、大手术或其他严重的应激状态诱发。

（4）胃癌　胃癌是消化道常见的恶性肿瘤,胃癌引起的上消化道大出血约占 3%。多有上腹不适、疼痛及进行性消瘦、食欲不振、乏力、贫血等表现。

（5）其他　胆道出血、胰腺疾病累及十二指肠、动脉瘤破入食道及全身性疾病如尿毒症、血管性疾病、血液病等均可引起上消化道出血。

2.上消化道出血病情及出血量估计

（1）临床表现　呕血、黑便和失血性循环衰竭是上消化道出血的特征性表现。幽门以上的出血以呕血为主,幽门以下的出血以黑便为主。上消化道出血有黑便,但不一定有呕血,有呕血一定伴有黑便。出血量少,血液在胃内停留时间长,呕出血液的颜色呈暗红色,反之则可呈鲜红色。一次性出血量达到 50mL 可出现黑便。出血量少,大便可呈黑便、柏油样便;出血量大伴肠蠕动增强时,大便可呈暗红色甚至鲜红色。

失血性循环衰竭的程度取决于出血量及出血的速度,如速度快,出血量 400～800mL 时即可发生头晕、心悸、乏力、口渴、出汗、黑矇,甚至晕厥等表现,再进一步可有休克的表现。

（2）失血量估计　上消化道出血失血量较难准确估计,可按表 3-10 进行粗略估计。

表 3-10　上消化道出血失血量估计

表　　现	失血量估计
大便潜血试验阳性	5mL
黑便	50mL
出现呕血	胃内血液积蓄量达 250～300mL

续　表

表　现	失血量估计
血压基本正常、心率不快、血红蛋白(Hb)无变化。患者可有头晕、乏力、面色苍白、口干等表现	失血量＜500mL,占总血量的10%～19%,属于轻度失血
血压下降,脉搏＞100 次/分,Hb 为 70～100g/L,患者表现为烦躁、心悸、口渴、尿少、皮肤湿冷,甚至晕厥	失血量 800～1200mL,占总血量的20%～30%,属于中度失血
收缩压低于 80mmHg,脉压减小,脉搏＞120次/分,Hb＜70g/L,患者脉搏细弱、四肢厥冷、出冷汗、皮肤黏膜由花白转为发绀或出现紫纹、少尿甚至无尿、表情淡漠、反应迟钝,甚至昏迷	失血量＞1500mL,占总血量的30%以上,属于重度失血

（3）判断是否有活动性出血　若有下列情况,说明仍存在活动性出血:

1）反复呕血,颜色转为鲜红,黑便次数增多,粪质稀薄暗红,伴肠鸣音亢进。

2）周围循环衰竭,经积极补充血容量后仍无明显改善,或改善后又恶化。

3）红细胞计数、血红蛋白、血细胞比容持续下降。

4）胃内抽出新鲜血液。

学习心得:_____

二维码 3-22

急性上消化道
大出血概述

3.上消化道大出血的社区急诊护理

（1）建静脉通路,快速补充血容量　建两条以上静脉通路,一条用作快速补充血容量,另一条保证各种药物及时按量滴入。有条件者做深静脉穿刺,可同时监测中心静脉压。

（2）体位　平卧,头侧转,防呕吐物误吸;抬高下肢 30°,促进下肢血液回流。

（3）禁食，吸氧。

（4）监测血压、脉搏及其他生命体征。

（5）局部止血

1）去甲肾上腺素口服液：去甲肾上腺素 8mg 加入 4℃生理盐水100mL 中配制。因去甲肾上腺素在碱性环境下可被迅速破坏，故不适用于肠道出血。可每 1～2 小时直接口服 30～50mL，也可胃管内灌注，每次 100mL，夹管 1 小时后抽吸胃内容物，如仍有出血再以同量灌注，可反复多次用药，直至出血停止。

2）凝血酶口服液：以凝血酶 4000～10000 单位溶于 50～100mL 生理盐水中，每 1～2 小时口服一次或从胃管内注入。

3）气囊压迫止血：将三腔二囊管置于胃底与食道中、下段压迫止血，适用于食道胃底静脉曲张破裂所致的出血。

三腔二囊管使用方法为：检查有无漏气，排尽囊内气体，涂上石蜡油后经鼻腔或口腔插入。确定进入胃腔后，先抽出胃内积血，然后向胃囊内注气 200～300mL，轻轻向外提拉，用以压迫胃底。若未止血，再向食管囊内注气 100～150mL，再用一个重约 0.5kg 的物体牵拉，固定三腔二囊管位置。初次压迫止血可持续 12～24 小时，以后每 4～6 小时放气 1 次，每次放气 15～30 分钟，以防止黏膜受压过久发生缺血性坏死。另外，要注意每 1～2 小时抽吸胃管，以免血凝块堵塞管腔。经压迫 48～72 小时后，若出血停止，可先将食管囊放气，后排空胃囊，再观察 12～24 小时，如确已止血，让患者口服石蜡油 20～30mL 以润滑食管，20 分钟后缓慢拔管，注意拔管动作轻柔，避免再次引发出血。

4）遵嘱正确使用其他止血药：门静脉高压引起的胃底食道静脉破裂大出血，常用血管加压素止血，使用时要注意监测血压，根据血压情况调整用药速度。

（6）安全转送　急性上消化道出血患者，除采取上述应急救护措施外，应及时转送上级医院进一步治疗，特别有以下情况者应边救护边转送：① 缺乏输血条件；② 缺乏先进的止血技术如内镜下止血或手术止血条件，而一般止血措施又不见效者；③ 出血快且量大，有休克情况，经快速补液扩容或输血 600mL 以上而血压不稳定者；④ 出血部位明确，内科方法无效，需要进一步手术止血者。

转送前补充血容量，积极抗休克，遵嘱常规止血。转送途中患者平卧,车速不宜过快,双下肢抬高 30°,保持呼吸道通畅,输液、给氧,无禁忌情况下口服去甲肾上腺素冰盐水,监测生命体征。

4.上消化道大出血患者的社区急诊护理程序(图 3-11)

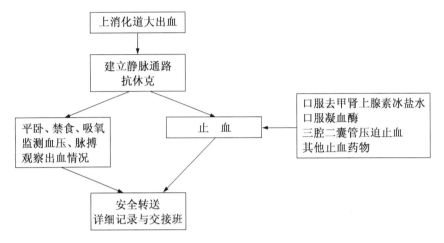

图 3-11　上消化道大出血患者的社区急诊护理程序

学习心得:＿＿＿＿＿＿＿＿＿＿＿＿＿＿＿＿＿＿＿＿＿

＿＿＿＿＿＿＿＿＿＿＿＿＿＿＿＿＿＿＿＿＿＿＿＿＿

＿＿＿＿＿＿＿＿＿＿＿＿＿＿＿＿＿＿＿＿＿＿＿＿＿

＿＿＿＿＿＿＿＿＿＿＿＿＿＿＿＿＿＿＿＿＿＿＿＿＿

二维码 3-23

急性上消化道
大出血护理

第二节　常见急诊的社区护理

一、发　热

人体体表温度与内部温度略有差别,体表温度因受环境温度的影响会在一定范围内发生变动,而人体内部的温度,如胸腔、腹腔等的温度通常比较稳定。一般所说的体温是指人体深部温度。由于人体深部温度不易测量,通常以口腔温度、腋下温度、直肠温度来表示,直肠温度接近人体深部温度,相对较高,腋下温度较低,口腔温度次之。如没有特别指明,人体温度一般是指口腔温度。

在正常情况下,人体温度保持在相对恒定的状态,是身体进行新陈代谢和正常生命活动的必要条件。当机体受到致热原的作用或体温调节中枢的功能发生障碍时,体温可偏离正常。

1. 正常体温及其调节

(1) 正常体温　正常体温范围为 36.3～37.2℃,直肠温度略高 0.3℃左右,而腋下温度略低 0.3℃左右。

正常体温一天 24 小时略有波动,但不超过 1℃,一般清晨 2～6 时最低,14～20 时最高,但如果长期从事夜班工作的人员,可出现夜间体温略高而白昼体温略低的现象,这与人体活动、代谢的周期性变化有关。

由于儿童代谢旺盛,其体温可略高于成人,老年人因代谢率低,加上活动少,体温可略低。女性体温随月经周期而发生变动,月经期和月经后的前半期体温较低,排卵前日体温最低,排卵后体温略升高。

此外,饥饿、禁食可使体温略降低,而运动、进食、情绪激动可使体温略升。一些药物及环境温度的变化也会对体温产生一定的影响。

(2) 体温调节　机体产热和散热平衡,才能保持体温的恒定。

1) 机体产热:机体产热方式有基础代谢、食物特殊动力作用和肌肉活动。安静状态下,主要由内脏器官代谢产热,其中肝脏产热最多;活动状态下,主要由骨骼肌产热。食物特殊动力作用产热则是机体进食后额外产生热量,进食蛋白类食物产生的食物特殊动力作用最大。

肌肉产热作用最大,除运动产热外,机体遇冷,局部或全身肌肉发生不随意的、节律性收缩,即寒战,也是机体很重要的产热方式。

2) 机体散热:机体主要通过皮肤散热,小部分热量随呼吸、排泄等生理活动而散失。皮肤散热形式主要有:

辐射散热(radiation):指机体以热射线的形式将热量传给外界温度较低物体的一种散热方式。辐射散热受皮肤与环境之间的温差、机体有效散热面积的影响。辐射散热是人体主要的散热形式,安静状态下,大约有 60% 的热量是以此种形式散失的。

传导散热(conduction):指机体的热量直接传给与它接触的温度较低物体的一种散热方式。传导散热受接触物体的导热性能的影响,如棉质衣服导热性较差,所以保温较好;而水的导热性较好,故常用冰袋、冰囊来为高热患者降温。

对流散热(convection):是指通过空气的流动来交换热量的一种散热方式。对流散热受空气的流动性及气温的影响。通过皮肤将热量传给空气,再由空气的流动带走热量,与皮肤接触的空气的流动使体热散发,因此可以认为对流散热是传导散热的一种。

蒸发散热(evaporation):是指水分由皮肤和呼吸道蒸发时散热,包括不感蒸发和显性发汗。不感蒸发与汗腺活动无关,无论环境温度高低,水分从皮肤和呼吸道持续被蒸发,24 小时约有 400～600mL。当环境温度升高时,机体通过出汗而散发大量热量,称为可感蒸发或显性发汗。

辐射、传导、对流散热,在环境温度低于体温的情况下才能进行,当环境温度等于或高于体温时,蒸发是机体散热的唯一方式。

3) 体温调节:机体体温如何维持于 37℃左右,一般以调定点学说来解释。下丘脑体温调节中枢将机体温度设定于一定的值,如果体温偏离此值,则通过体温调节中枢的调控,以自主神经性体温调节和行为性体温调节来维持体温于正常范围。

自主神经性体温调节(autonomic thermoregulation)是通过增加皮肤的血流量、发汗、寒战等生理反应来调节体温的。

行为性体温调节(behavioral thermoregulation)是为保温或降温所采取的有意识的行为活动,如增减衣被、改变躯体活动状态等。

通常意义的体温调节是指自主神经性体温调节。

2. 发热

当体温上升超过正常的 0.5℃或一昼夜体温波动 1℃以上时,称为发热(fever)。常见原因是机体在致热原作用下,体温调节中枢的调定点上移而引起调节性体温升高,或体温调节中枢失去调控或发生调节障碍所引起的被动性体温升高。

(1) 发热程度

低热:37.3～38.0℃。

中度发热:38.1～39.0℃。

高热:39.1～41.0℃。

超高热:41.0℃以上。

(2) 热型

稽留热(continuous fever):体温在 39℃以上持续数天或数周,24 小时体温波动范围不超过 1℃。常见于伤寒、大叶性肺炎。

弛张热(remittent fever):体温在 39℃以上,24 小时体温波动范围大，达 2℃以上，但最低体温高于正常水平。常见于败血症、风湿热等。

间歇热（intermittent fever）：高热与正常体温交替出现，体温骤然升高至 39℃以上，持续数小时后又迅速下降至正常，经过一天或数天间歇后又升高，反复发生。常见于疟疾。

回归热（relapsing fever）：体温急骤上升达 39℃以上，持续数日后又骤降至正常水平，数日后又出现高热，如此有规律地出现。常见于回归热、霍奇金病等。

波状热（undulant fever）：体温逐渐上升高达 39℃以上，持续数日后又逐渐下降到正常，数日后又逐渐上升，如此反复出现。常见于布氏杆菌病。

不规则热（irregular fever）：发热无一定的规律。常见于结核病、风湿热等。

（3）发热对机体的影响　发热是机体对许多因素的一种反应，有许多疾病可引起发热。轻度的体温升高可使机体代谢及各种生理活动加强，白细胞活动能力及吞噬功能增强，提高机体的防御能力，有利于清除外来微生物。但若体温过高，持续时间过长，则会对机体产生不良影响，导致机体消耗过多，组织细胞受伤，器官生理功能受影响，引起全身不适、厌食，甚至惊厥、昏迷等。

3. 发热的原因

（1）感染性发热　机体感染各种病原体如病毒、肺炎支原体、立克次体、细菌、螺旋体、真菌、寄生虫等，不论是局部还是全身，急性、亚急性还是慢性，都可引起发热。其原因是病原体的代谢产物或其毒素作用于白细胞，使之释放致热原而引起发热。

（2）非感染性发热　此类发热常见的原因有：无菌性坏死物质的吸收，如大手术、大血肿、大面积损伤、内出血、肿瘤、溶血反应、内脏梗死、肢体坏死等；自身免疫病，如风湿热、血清病、药物热、结缔组织病等；内分泌及代谢障碍，如甲状腺功能亢进；皮肤散热减少，如广泛性皮炎、鱼鳞病等；体温调节中枢异常，如中暑、脑出血等。

（3）发热原因的初步判断　发热患者就诊，首先询问有无相关伴随症状、病史，据此初步估计病因，安排就医。在有关传染病流行期间，询问传染源接触情况，注意传染病前驱期的症状识别，做到早发现、早隔离。发热原因的初步判断如表 3-11 所示。

表 3-11　发热原因的初步判断

症 状 体 征	病因的初步判断
意识不清、脑膜刺激征或定位症状	中枢神经系统疾病
流涕、咽痛、咳嗽、咳痰等呼吸道症状	呼吸系统感染性疾病
咳嗽、胸痛、铁锈色痰、呼吸困难、肺部湿啰音	大叶性肺炎
恶心呕吐、腹痛、腹泻等消化道症状	胃肠道疾病
腹痛、压痛、反跳痛、肌紧张	急腹症
尿频、尿急、尿痛、腰痛、血尿、脓尿	泌尿系统疾病
流行性感冒流行季节,有流涕、咳嗽等呼吸道症状,有全身不适、精神不振、食欲下降等全身中毒症状	流行性感冒
冬春季节,咳嗽、咽痛、皮肤瘀点或瘀斑、颅内压增高、脑膜刺激征阳性	流行性脑脊髓膜炎
鼻塞、流涕、流泪等明显的上呼吸道卡他症状,头痛、精神萎靡等全身中毒症状,口腔黏膜第二臼齿处出现柯氏斑	麻疹早期
高热、头痛伴腮部肿痛,传染源接触史	流行性腮腺炎
发热第 1 天出皮疹,初为斑丘疹,逐渐演变为疱疹、结痂	水痘
2 岁以内婴幼儿,高热、轻微流涕、咳嗽或无明显呼吸道感染症状,发热 3~4 天出疹,疹出热退	幼儿急疹
2~7 岁儿童,出现高热、休克症状,没有明显的中枢神经系统、呼吸系统等感染性疾病症状,黏液脓血便	中毒性菌痢
稽留热,相对缓脉,腹胀腹痛腹泻等消化道症状,肝脾肿大,玫瑰疹,白细胞减少,嗜酸性粒细胞减少或消失	伤寒
高热伴头痛、腰痛、眼眶痛(三痛)及面、颈、上胸潮红(三红),肾区叩痛等	流行性出血热

二维码 3-24

发热概述

4.发热患者的社区急诊护理

（1）测量体温　发热患者就诊,首先进行体温测量。测量体温的同时观察面色、脉搏、呼吸及出汗等情况。

（2）评估发热原因　根据病史、发热的高低、起病的缓急、临床症状、传染源接触史等情况评估发热的初步原因,以便做好合理的分诊。

（3）降温　轻度发热只作对因治疗,不必行降温处理,一般体温达中度发热以上才考虑进行物理降温或遵嘱行化学降温。如有以下情况时应紧急行降温处理:体温超过 40℃;高热伴惊厥;高热伴休克;严重中暑;有严重心、脑、肝、肾疾病的高热患者。

物理降温措施常用的有:冰袋冷敷头部及大动脉处,酒精擦浴或温水擦浴。物理降温 30 分钟后测体温并记录。物理降温过程中患者出现寒战应及时停止,必要时遵嘱用药物降温。

（4）饮食护理　给予高热量、高维生素、易消化饮食,多饮水,有条件时饮用一些新鲜的果汁,以促进降温。

（5）做好基础护理　患者卧床休息,做好皮肤、口腔的清洁护理,出汗后及时更换衣服,防受凉。

（6）对症处理　根据疾病情况遵嘱处理。

（7）发热转诊指征

1）发热 1～2 周,经治疗不见好转,诊断不明。

2）出现相关传染病症状,需要隔离治疗。

3）严重心、脑、肝、肾疾病伴发热的患者。

4）对高热伴休克、惊厥、谵妄者经积极抢救后,及时转送上级医院处理。

5.发热患者的社区急诊护理程序(图 3-12)

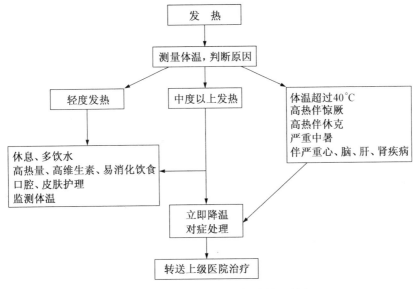

图 3-12　发热患者的社区急诊护理程序

学习心得：_____

_____

_____

_____

_____

二维码 3-25

发热社区
急诊护理

二、头　痛

头痛(headache)是指额、顶、颞及枕部的疼痛,可呈持续性或间歇性,按头痛程度可分为轻度、中度、重度和剧烈头痛。头痛可源于颅骨、肌肉、神经、血管等组织器官的病变,很多头痛是某些全身性疾病的伴随症状。

1.头痛原因

头痛是一种症状,可由很多原因引起,按致痛因素性质分为物理因素、生物化学因素、内分泌因素、神经精神因素等。

(1) 物理因素　能引起颅内外组织炎症、损伤的各种因素导致颅内血管牵引、伸展、移位、扩张及脑膜受刺激,直接刺激支配头面部的感觉神经等,均可引起头痛。

（2）生物化学因素 如去甲肾上腺素可使血管收缩,5-羟色胺可使血管扩张,组胺可使颅内血管扩张,缓激肽可产生无菌性炎症反应等。这些因素都可引起头痛。

（3）内分泌因素 内分泌因素与头痛有关,如偏头痛在月经期好发,而紧张性头痛在更年期往往加重。

（4）神经精神因素 当人的身心受到外界环境的不良刺激时往往会产生忧虑、焦急等情绪,也可导致头痛的发作。

（5）其他 如眼、耳、鼻及鼻旁窦、牙齿、颈部等病变可刺激神经,反射性或扩散性地影响头面部,引起反射性或牵涉性头痛。另外,如感冒、高血压等许多疾病也会有头痛的表现。

按病变部位分类,可分为颅内病变、颅外病变及全身性疾病引起的头痛。

（1）颅内病变 ① 颅内感染引起的头痛;② 颅内血管病变引起的头痛;③ 颅内占位性病变引起的头痛;④ 颅脑损伤引起的头痛;⑤ 偏头痛及其他血管性头痛;⑥ 癫痫性头痛;⑦ 低颅内压性头痛等。

（2）颅外病变 ① 头皮及颅骨疾病引起的头痛;② 各种神经病变引起的头痛;③ 眼疾性头痛;④ 鼻疾性头痛;⑤ 耳源性头痛;⑥ 口腔源性头痛;⑦ 肌紧张性头痛;⑧ 动脉炎引起的头痛等。

（3）全身性疾病引起的头痛 ① 一般感染性疾病引起的头痛;② 中毒性疾病引起的头痛;③ 全身各系统各种疾病引起的头痛。

2.头痛评估

（1）头痛程度 头痛程度分级可参照 WHO 的四级疼痛分级法进行。

0级:无痛。

1级(轻度疼痛):有疼痛但不严重,尚可忍受,睡眠不受影响。

2级(中度疼痛):疼痛明显,不能忍受,睡眠受干扰,要求用镇痛剂。

3级(重度疼痛):疼痛剧烈,不能忍受,睡眠受严重干扰,需要用镇痛剂。

引起头痛的原因很多,发病的机制也很复杂,头痛的程度有轻有重,但是头痛的严重程度和疾病的严重程度之间并没有必然的联系,很轻的头痛可能潜伏着严重的疾病,而剧烈头痛有时也查不出什么大问题。脑瘤并不是都会引起头痛的,而神经症患者可以因头痛而卧床不起,严重影响工作、生活。

头痛的严重程度主要取决于引起头痛的原因、颅内疾病发展的快慢。

另外,对头痛感觉的严重程度还取决于个人的感受。一般而言,三叉神经痛、偏头痛、脑膜刺激所致的头痛最为剧烈,有时神经官能症的头痛也相当剧烈;全身感染性疾病,如流行性感冒、伤寒、疟疾、钩端螺旋体病、中暑等,也可引起剧烈的头痛。反之,脑肿瘤引起的头痛在较长时间内可能较轻或仅为中度疼痛。

(2)头痛部位　由颅外病变引起的头痛,头痛的部位常在病灶附近,因此往往能提示病变的部位。如由三叉神经痛引起的头痛,部位往往与三叉神经的分布区相一致;由眼睛、鼻旁窦或牙齿病变引起的头痛,则常在眼眶、鼻根周围。由颅内病变或颅深部病变引起的头痛,头痛的部位与病变部位就不一定完全相符了,如小脑幕上病变引起的头痛,位于额颞部,且往往两侧都痛;而小脑幕下病变引起的头痛,则在后枕部;因感染或出血引起脑膜炎时,则全头都痛,说不出具体的部位,且疼痛也剧烈。

(3)头痛性质　头痛可呈胀痛、钝痛、搏动性痛(跳痛)、灼痛、锥痛(或钻痛)等。不同疾病可导致不同性质的头痛。

1)颅内高压性头痛:头痛呈持续性胀痛、钝痛,一般以夜间或清晨为甚,常在用力、咳嗽、大便、弯腰、低头等活动时加重,头痛剧烈时可伴有恶心、呕吐等。随着颅内压的增高,头痛呈进行性加重,并逐渐出现眼花、视力下降、耳鸣、晕倒、精神行为异常、抽搐、肢体活动障碍等,小儿可出现头颅增大,囟门饱满、隆起等相关伴随体征。

2)脑膜炎引起的头痛:全头剧烈疼痛,呈持续性,逐渐加重,有时在持续性头痛的基础上有炸裂样强烈的头痛发作,这种头痛常放射到肩颈、背部,每当活动、用力、咳嗽时都可使头痛加重。结核性脑膜炎引起的头痛的程度变化较大,有的头痛剧烈,伴恶心、呕吐,有的呈钝痛、胀痛,持续时间较久。患者伴有颅内高压、脑膜刺激症状及神经系统症状。

3)神经性头痛:主要是指紧张性头痛、功能性头痛及血管神经性头痛,多由精神紧张、生气引起,主要症状为持续性头部闷痛、压迫感、沉重感,有的患者自诉为头部有"紧箍感"。疼痛部位不定,或弥散全头,头痛性质多样化或含糊不清。头痛的强度为轻度至中度,但患者很少因头痛而卧床不起或影响日常生活。有的可有长年累月的持续性头痛,甚至可回溯10~20年。在激动、生气、失眠、焦虑或忧郁等情况下头痛常加剧。患者可伴有头晕、烦躁易怒、焦虑不安、心慌、气短、恐惧、耳鸣、失眠多梦、腰酸背痛、颈部僵硬等体征。

4）偏头痛:偏头痛大部分为两侧头痛,多为两颞侧、后枕部及头顶部或全头部。头痛性质为钝痛、胀痛、压迫感、麻木感和束带样"紧箍感"。偏头痛是反复发作的一侧搏动性头痛,是临床常见的原发性头痛。大多数偏头痛在儿童和青年期(10～30岁)发病,女性多于男性。在女性患者中,月经前期或月经来潮时易出现偏头痛发作,妊娠期或绝经后发作减少或停止。偏头痛的确切发生机制尚未明了,但有研究揭示,这种偏头痛可能与女性体内的雌激素水平有关系。在月经前期,妇女体内的雌激素逐渐升高,雌激素有水钠潴留的作用,很可能会引起中枢神经系统功能和水、电解质代谢的改变,因而出现各种症状,头痛就是其中的一个主要表现。孕期和绝经后偏头痛减轻与雌激素水平下降有关。

5）眼源性头痛:眼睛屈光及调节异常时常导致患者因头痛而就诊,疼痛一般位于眼眶、额部、颞部,有时可放射至枕部甚至全头,头痛严重时可伴有恶心、呕吐。头痛的性质多为胀痛、钝痛、刺痛。这类头痛的特点与视疲劳有关,视物时间越长,头痛就越重;如果闭眼休息,头痛可逐渐减轻或消失。

青光眼所致的头痛通常为病侧持续性剧烈头痛或阵发性加重。疼痛部位初为眼球、眼眶部,后可发展至额颞部三叉神经第一支分布的大片皮区内,多数患者伴有恶心、呕吐、畏光、流泪、角膜水肿混浊及其周围充血,发病前有虹视现象,即看见灯光周围有虹环。指测时可发现病眼眼压升高,眼球坚硬如石。发病存在一定的诱因,如情绪激动、精神创伤、过度劳累、气候突变,以及暴饮暴食等。患者在急性发作后,则伴有病侧眼视力急剧下降。

（4）头痛伴随症状　头痛原因复杂,注意对伴随症状的评估,有利于对头痛原因的诊断。

头痛伴剧烈呕吐者,常见于脑血管病、脑肿瘤、脑炎、脑膜炎等;头痛伴脑膜刺激征,提示有脑膜炎或蛛网膜下腔出血;头痛伴剧烈眩晕,常见于小脑肿瘤、椎基底动脉供血不足等;头痛伴视力障碍者,常见于青光眼及脑肿瘤;慢性头痛伴头晕、头胀,可能是高血压;头痛伴发热,常见于全身性感染性疾病;头痛伴神经系统功能紊乱症状者可能为神经功能性头痛;头痛伴癫痫发作者可见于脑血管畸形、肿瘤、颅内寄生虫病;头部受伤后出现的头痛,伴短暂的神志丧失,清醒后不久再度发生剧烈头痛,伴呕吐、烦躁不安,再度出现意识改变,应考虑到颅内损伤等。

学习心得：_____

_____

_____

_____

3.头痛患者的社区急诊护理

（1）评估头痛情况　痛是个体的体验，与生理、病理、感觉、情绪和其他反应相互作用，受年龄、性别、意志力、文化背景、个人经历、精神状况的影响，个体差异较大。评估头痛时注意头痛的部位、性质、程度、持续的时间、过去发作史等。

（2）评估伴随症状，判断原因　对于头痛患者，首先观察其意识状态、瞳孔和生命体征变化，这对于一些严重器质性的、危及生命的早期病情判断具有重要意义。此外，注意是否是颅内病变，观察其有无颅内高压、脑膜刺激征、肢体定位症状等。同时，急诊判断时，还应特别对青光眼引起的头痛及时分诊，注意眼压及眼部症状，询问有无虹视现象，及时治疗防失明。

（3）镇痛　头痛如是颅内外疾病引起者，应积极针对病因进行治疗，遵嘱药物止痛或理疗止痛等，并提供舒适的环境，注意休息，放松心理。局部冷敷、热敷，配合推拿、按摩是常用的有效的物理止痛法。

（4）就医指征　一些长期慢性的头痛患者，排除器质性疾病以后，可于家中休息，根据原有的用药情况，服用一些止痛片。头痛原因不明或首次出现者均应及时就医，特别是有以下情况时社区护士应及时督促就医：

1）突然发生的剧烈头痛，难以忍受者；

2）头痛伴有发热者；

3）头痛伴有精神错乱或神志不清者；

4）头部外伤后头痛；

5）五官局部疼痛合并头痛；

6）老年人突然发生头痛；

7）儿童反复发作的头痛；

8）头痛影响日常生活者；

9）每天或经常发作的头痛；

10）平素有头痛,但最近头痛的性质或形式突然变化者；

11）头痛在咳嗽、排便或弯腰后明显加重者；

12）头痛伴有恶心、呕吐、眼痛、视力下降者；

13）头痛伴有身体或四肢定位症状者；

14）头痛伴有呕吐、颈项硬者；

15）头痛伴有抽搐者。

4.头痛患者的社区急诊护理程序(图 3-13)

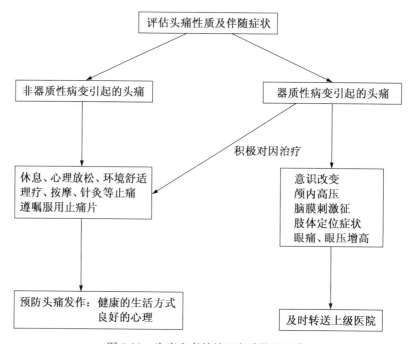

图 3-13　头痛患者的社区急诊护理程序

学习心得：_____

_____

_____

_____

_____

_____

二维码 3-27

头痛社区
急诊护理

三、鼻出血

鼻出血(epistaxis)是由鼻部疾病或全身疾病引起的一种常见社区急诊,多为单侧,也可双侧出血。出血量轻重不一,轻者仅鼻涕中带血,重者可导致失血性休克,长期反复出血可引起贫血。

1.鼻出血常见原因

(1)鼻部疾病　可见于鼻外伤、鼻中隔病变、鼻腔及鼻窦的各种急慢性炎症,鼻腔、鼻窦、鼻咽部肿瘤,鼻腔异物等。

(2)全身性疾病　凡可导致动、静脉压增高,血液成分、凝血功能改变,血管张力改变的全身性疾病都可能引起鼻出血,如高血压、动脉硬化、再生障碍性贫血、白血病、血友病、血小板减少性紫癜、流行性出血热等。

2.鼻出血病因的初步判断

根据患者年龄、性别、病史、出血量大小等情况对鼻出血的原因作初步判断。儿童及青少年鼻出血多见于鼻中隔前下方,又称黎特尔区(Little),是鼻出血最常见的地方;中老年人鼻出血则以下鼻道外侧壁鼻—鼻咽静脉出血多见;老年人尤其是高血压、动脉硬化患者鼻出血则多为鼻中隔后方的动脉性出血,出血量较大。

小儿鼻出血很可能是外伤,鼻腔异物或全身性疾病如风湿热、血液病等引起;成年人鼻出血多见于鼻中隔毛细血管扩张、干燥性鼻炎、鼻中隔歪曲、鼻外伤等;中老年人鼻出血要考虑是否存在高血压和鼻腔、鼻窦恶性肿瘤的可能;女性周期性鼻出血,与月经周期有关,要考虑是否是子宫内膜移位症。

鼻出血的诊断一般不难,要注意出血部位的判断及失血量的估计,出血量大者注意监测血压、脉搏,同时还需与咯血、呕血相鉴别。

学习心得: _____

_____

_____

二维码 3-28

鼻出血概述

3.鼻出血患者的社区急诊护理

（1）止血　社区护士可先行指压止血，如无效则准备相应的物品，协助医生做好止血处理。

1）简易止血：用拇指紧压出血侧鼻翼 10～15 分钟，同时配合局部冷敷。用此法不能止血者由医生用浸有 1%麻黄素药液的棉片塞入鼻中隔前下方再行指压止血。高血压患者忌用麻黄素。

2）烧灼法止血：鼻黏膜表面麻醉后，用 50%硝酸银或三氯醋酸点涂出血部位，使破损血管处蛋白凝固而达到止血目的。同样的原理，还可用微波、激光或冷冻来止血。此法需要一定的设备及熟练的技术，一般社区不用此法。

3）填塞法止血：严重鼻出血者，根据出血部位可用前鼻孔填塞止血或后鼻孔填塞止血。根据不同的出血原因，选择合适的填塞物。

可吸收物鼻腔填塞：可用明胶海绵、淀粉海绵、纤维蛋白绵等填塞，其优点是避免取出填塞物时引起再出血，尤其适合血液病患者的鼻出血止血。

纱条鼻腔填塞：常用的是凡士林纱条、碘仿纱条、抗生素油膏纱条等。优点是对出血量大、部位不清楚的鼻出血止血效果好，适合基层单位使用。填塞的纱条应在 24～48 小时内取出，一般填塞时间不宜超过 48 小时，抗生素油膏纱条可适当延长填塞时间。

后鼻孔填塞法：鼻腔纱条填塞未奏效者，可采用此法。用凡士林纱条折叠成近似患者后鼻孔大小的圆锥形纱球，其底部相当于患者拇指第一指节粗，用粗线缝紧，两端各留约 25cm 的丝线（纱球尖端留粗丝线两根，底部留一根）。填塞方法：用小号导尿管由出血侧鼻孔插入至咽部，用血管钳将前端从口内拉出，尾部仍留在前鼻孔之外，此时将纱球尖端的两根丝线系在导尿管口端，从鼻孔外将导尿管向外回抽，则纱球经口腔、咽进入后鼻孔，达合适位置后去除导尿管，鼻腔随即用凡士林纱条填紧，鼻外两根丝线缚于一小块纱布上并固定在前鼻孔处，底部单线悬留于软腭后面或将之固定于口角旁。2～3 天后取出全部填塞物，最多不能超过 5～6 天。取填塞物时要注意动作轻柔，尽量避免再出血，先取鼻腔内填塞物，再拉纱球底线，经口取出后鼻孔填塞物。

（2）放松心理　患者遇鼻出血，一般心理都较紧张，尤其是出血量较大者。紧张心理会导致血压的增高而加重出血，因此做好心理护理对于止血很重要。社区护士在采取指压止血的同时，向患者说明鼻出血止血的方法、患者应配合的事项及相关病因治疗等，尽量让其消除恐惧、放松心理，必要时使用镇静药。

（3）遵嘱使用止血药　根据出血原因及出血量，遵嘱使用止血药或输新鲜血液或血小板等。

（4）观察出血量　血从前鼻孔流出，一般不难估计其出血量，但鼻后部出血或已行鼻腔填塞者，血常流向咽部而被咽下，容易疏忽。因此要监测患者血压、脉搏情况，同时注意观察大便颜色，柏油样大便说明有较多的血液咽下。

（5）做好口腔护理　鼻腔填塞后，尤其是双侧鼻腔填塞者，经口呼吸，要注意保持口腔清洁，除做好口腔常规清洁护理以外，还需经常喝水以湿润、清洁口腔。

（6）予细软、易消化饮食，保持大便通畅　鼻腔填塞后常有吞咽不便，可给流质、半流质饮食，或软食，避免过硬过烫的食物，同时避免辛辣、刺激性的热性食物，以保持大便的通畅，避免用力大便而引发再出血。

（7）做好鼻腔填塞后的护理　为避免取出填塞物时引起再出血，可经常向鼻腔滴液状石蜡，使纱条不与组织粘连；后鼻孔填塞者要注意引线固定妥当，避免鼻腔外引线脱落导致纱球滑出而引起再出血或入咽喉部引发窒息。口腔内引线可保证顺利取出填塞的纱球。填塞时间不宜过长，以免造成鼻腔糜烂。

（8）做好转诊　对于出血时间不长、出血量少、经处理后不再出血的患者，可以门诊观察治疗。如患者年龄大、出血量大，有休克症状及全身性疾病如白血病、血友病、血小板减少性紫癜等，在适当止血后应及时转送上级医院进一步治疗。

4.鼻出血患者的社区急诊护理程序(图 3-14)

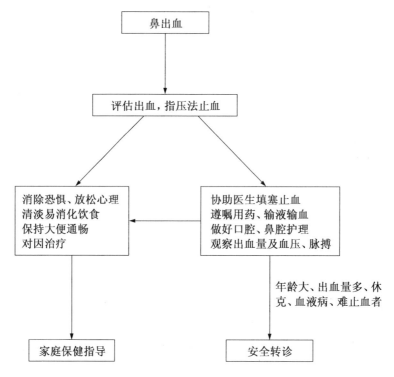

图 3-14　鼻出血患者的社区急诊护理程序

学习心得：_____

_____

_____

_____

_____

四、胸　痛

胸痛(chest pain)主要由胸部及胸腔内疾病所致,少数由其他部位的病变引起。

1.胸痛常见原因

(1) 胸壁疾病　带状疱疹、肋间神经炎、肋骨骨折、肋软骨炎等。

（2）呼吸系统疾病　肺炎、胸膜炎、肺梗死、支气管肺癌、自发性气胸等。

（3）心血管系统疾病　心绞痛、急性心肌梗死、急性心包炎、心脏神经官能症、主动脉夹层等。

（4）纵隔疾病　反流性食管炎、食管癌、纵隔炎、纵隔肿瘤等。

（5）其他　如白血病引起的胸骨疼痛等。

2.胸痛病因的初步判断

对胸痛的部位、性质、程度及起病方式、与呼吸的关系等进行评估，并对病因进行初步判断。胸痛常见病因的初步判断如表 3-12 所示。

表 3-12　胸痛病因的初步判断

临 床 表 现	病因的初步判断
局限性胸痛，压痛点明显	胸壁疾病
胸壁局部疼痛，伴局部红肿热表现，于呼吸、咳嗽时加重	胸壁炎症性病变
于剧烈咳嗽或过度用力的情况下突发一侧胸痛，呈尖锐性的刺痛，向同侧肩部放射，伴呼吸困难，患侧胸部饱满，呼吸运动减弱，气管移向健侧，呼吸音减低，叩诊呈鼓音	自发性气胸
淋雨、受寒、疲劳等诱因下突发高热、胸痛、咳铁锈色痰液，胸痛有时向肩部放射，咳嗽、呼吸时加重，伴呼吸困难及肺部实变体征	肺炎球菌肺炎
单侧胸痛，多为锐痛，向肩、颈、腹部放射，呼吸和咳嗽时加重	急性胸膜炎
胸骨后、心前区或剑突下疼痛，可向左肩及左臂内侧放射，呈压榨样闷痛或绞痛，持续 3～15 分钟，伴窒息感，可因劳累、情绪紧张诱发，休息或含服硝酸甘油可缓解	心绞痛
胸骨后、心前区或剑突下疼痛剧烈，持续时间大于 20 分钟，含服硝酸甘油不缓解，可伴濒死感，心电图 ST 段抬高	急性心肌梗死
有创伤、骨折、血栓性静脉炎等或术后长期卧床，突发性呼吸困难，剧烈胸痛，疼痛向颈肩部放射，随呼吸运动加剧，伴急性右心衰竭、咯血、晕厥、休克等症状	肺梗死

续　表

临 床 表 现	病因的初步判断
胸骨后烧灼痛	食管炎
胸骨后疼痛,进行性加重,吞咽时加重	纵隔肿瘤、食管癌
高血压病史,突发严重胸痛、腹痛,疼痛呈撕裂样、刀割样,止痛剂不能缓解。面色苍白、大汗,突然出现主动脉瓣关闭不全的杂音或肢体动脉搏动消失	主动脉夹层
饱餐后突发中上腹或左上腹或胸骨后疼痛,多为持续性疼痛阵发性加重,可向腰背部放射。有急腹症的表现	急性胰腺炎

学习心得:＿＿＿＿＿＿＿＿＿＿＿＿＿＿＿＿

＿＿＿＿＿＿＿＿＿＿＿＿＿＿＿＿＿＿＿

＿＿＿＿＿＿＿＿＿＿＿＿＿＿＿＿＿＿＿

二维码 3-30

胸痛概述

＿＿＿＿＿＿＿＿＿＿＿＿＿＿＿＿＿＿＿

3.胸痛患者的社区急诊护理

(1)评估胸痛,判断病因　评估胸痛的部位、性质、程度、起病方式、与呼吸、咳嗽的关系及其他伴随症状,初步估计胸痛原因。

(2)吸氧,半卧位　尽量减少胸廓的活动度,有利于减轻疼痛。

(3)保持安静,放松心理　尤其是心绞痛、心肌梗死患者应绝对卧床休息,做好心理护理,必要时遵嘱使用镇静剂。

(4)监测生命体征　监测患者血压、心率、心律、呼吸等生命体征,进行心电图检查及做好其他对症护理。

(5)及时安全转诊　对于自发性气胸、心肌梗死、主动脉夹层等重症患者,在社区应急处理后应及时转送上级医院作进一步治疗,转送途中监护血压、心率、呼吸等生命体征。

4.胸痛患者的社区急诊护理程序(图 3-15)

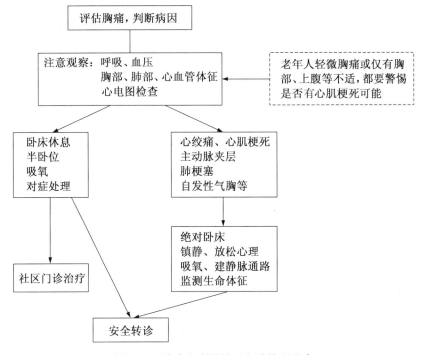

图 3-15　胸痛患者的社区急诊护理程序

学习心得:＿＿＿＿＿＿＿＿＿＿＿＿＿＿＿＿＿＿＿＿＿＿＿

＿＿＿＿＿＿＿＿＿＿＿＿＿＿＿＿＿＿＿＿＿＿＿＿＿＿＿＿＿＿

＿＿＿＿＿＿＿＿＿＿＿＿＿＿＿＿＿＿＿＿＿＿＿＿＿＿＿＿＿＿

＿＿＿＿＿＿＿＿＿＿＿＿＿＿＿＿＿＿＿＿＿＿＿＿＿＿＿＿＿＿

＿＿＿＿＿＿＿＿＿＿＿＿＿＿＿＿＿＿＿＿＿＿＿＿

二维码 3-31

胸痛社区
急诊护理

五、心　悸

　　心悸(palpitation)是一种自觉心脏跳动的不适感和心慌感。心悸发生的机制尚不完全清楚,一般认为与心动过速、期前收缩等所致心率与心排出量改变有关,并受心律失常出现及存在时间的长短、精神因素及注意力的影响。心悸严重程度与疾病的严重程度不一定成正比,初次、突发的心律失常,心悸多较明显,慢性心律失常者,因逐渐适应可无明显的心悸。

紧张、焦虑及注意力集中时心悸易出现。

心悸一般无危险性,但少数由严重心律失常所致者可发生猝死。

1. 心悸常见原因

(1) 心律失常 见于各种原因引起的心动过速、心动过缓以及心律不齐者,如窦性心动过速、阵发性室上性心动过速、室性心动过速、窦性心动过缓、病态窦房结综合征、高度的房室传导阻滞、期前收缩、心房颤动等。

(2) 心脏搏动增强 由心肌收缩力增强引起的心悸,可于生理或病理状态下发生。生理状态下可见于剧烈活动、精神过度紧张,大量吸烟、饮酒、喝浓茶咖啡后,或应用某些药物(如麻黄碱、氨茶碱、肾上腺素、阿托品、甲状腺素等)时发生心悸;病理状态下可见于高血压性心脏病、主动脉瓣关闭不全、风湿性二尖瓣关闭不全、先天性心脏病等所致心室增大者,也可见于各种引起心排血量增加的疾病,如甲状腺功能亢进、发热、贫血等。

生理性心悸一般持续时间较短,可伴有胸闷等不适,一般不影响正常生活。病理性心悸多持续时间长或反复发作,常伴胸闷、气急、心前区疼痛、晕厥等心脏病的表现。

(3) 心脏神经官能症 心脏本身无器质性病变,由于自主神经功能紊乱所引起。多见于青年女性,发病常与焦虑、精神紧张、情绪激动等精神因素有关,常伴有头昏、头痛、失眠、注意力不集中、记忆力减退等神经衰弱的表现。

2. 心悸病因的初步判断

根据心电图及心悸发作情况、血压及其他伴随症状,对心悸的原因作出初步判断,以方便进一步的处理。心悸常见病因的初步判断如表 3-13 所示。

表 3-13　心悸病因的初步判断

临床表现	病因的初步判断
心悸突然发生、突然终止,持续时间长短不一,心动过速,心率 150～250 次/分,反复发作。有时伴有眩晕、心绞痛、低血压及心力衰竭等表现,常有情绪激动、体位改变、过度疲劳、吸烟等诱因	阵发性室上性心动过速
突发心悸,伴气促、低血压、晕厥、心绞痛,持续时间＞30 秒,心率 100～250 次/分,心电图 QRS 波群宽大畸形。多有器质性心脏病史	持续性室性心动过速

续　表

临 床 表 现	病因的初步判断
常感心悸、胸闷、心音强弱不等、心律绝对不规则、细脉。多有冠心病、风心病、心肌病、高血压性心脏病、甲状腺功能亢进等病史。心电图 P 波消失，代之以大小、形态不一的心房颤动波(f 波)，频率 350~600 次/分	心房颤动
心悸伴胸闷、乏力、头晕或晕厥(阿—斯综合征)，心动过缓，心率＜60 次/分，心电图 QRS 波群形态正常(交界性逸搏心律)或宽大畸形(室性逸搏心律)，P 波与 QRS 波群无关。多有器质性心脏病病史	Ⅲ度房室传导阻滞
心悸伴胸闷、乏力、头晕或晕厥(阿—斯综合征)，心动过缓。心电图特征有：持久而严重的窦性心动过缓，心率＜50 次/分；窦房阻滞伴有或不伴有缓慢性逸搏心律；窦性停搏 2 秒以上，伴有或不伴有缓慢性逸搏心律；窦性心动过缓、窦性停搏、窦房阻滞或逸搏心律，或伴有阵发性室上性心动过速、心房颤动，即心脏的慢—快综合征	病态窦房结综合征
心悸伴饥饿感、全身冷汗、心动过速，有糖尿病病史或应用降糖药物而未及时进食者，或禁食、呕吐而不能进食者	低血糖
甲状腺功能亢进患者，在突然停药、精神刺激、过度疲劳等诱因下，出现心悸伴发热、出汗、恶心呕吐、腹痛腹泻、心动过速，甚至抽搐、昏迷	甲状腺危象

　　此外，感冒后心悸伴心律失常，要考虑是否是心肌炎；老年人心悸伴胸闷等不适，要想到是否是心肌梗死。

学习心得：_____

_____

_____

_____

_____

二维码 3-32

心悸概述

　　3.心悸患者的社区急诊护理

　　(1) 监测心率、心律、血压及心电图　　询问患者心悸发生的方式、持续的时间及伴随症状和相关病史，同时测量患者心率、血压，并做心电图检查，以初步判断病因。

（2）做好心理护理，镇静　让患者静卧休息，做好解释工作，使其转移注意力，消除恐惧，尽量放松心理，对烦躁不安的患者可适当使用镇静剂。

（3）吸氧、建静脉通路　对于严重的心律失常及明显的血流动力学方面改变的患者，应及时建静脉通路，吸氧。

（4）对症处理　正确使用抗心律失常药、强心药等，协助做好对症治疗。

1）阵发性室上性心动过速：刺激迷走神经，促使发作停止，常用方法有：① 刺激咽部诱发恶心呕吐反射；② 深吸气后屏气，再用力做呼气动作；③ 手指轻压一侧眼球；④ 颈动脉窦按摩：于甲状软骨上缘水平颈动脉搏动最明显处，用拇指向颈椎方向按摩，先按右侧 5～10 秒，若无效，可再按左侧 5～10 秒，不可双侧同时按压。同时听心率，一旦室上性心动过速终止，即停止按压。

2）阵发性房颤：以控制心室率、纠正血流动力学紊乱为目的，首选洋地黄制剂。

3）心房扑动：首选直流电复律。

4）室性心动过速：电复律，首次 50J，转复不成功时再调至 100～200J。洋地黄中毒所致者禁用电复律。药物治疗首选利多卡因。

5）房室传导阻滞：可用阿托品、异丙肾上腺素等，另外根据病情及条件，转送上级医院，安装人工心脏起搏器。

6）病理性窦性心动过缓：应用阿托品、异丙肾上腺素等提高心率。

7）心室扑动和颤动：立即行心肺脑复苏。

（5）心电监护　心律失常患者及抗心律失常治疗期间，应做好心电监护，有条件的应用心电监护仪监护，无条件者应定时监测心率、心律、血压等并做好记录，同时备心脏除颤仪等急救设备。

（6）安全转诊　对于病因治疗困难者，如严重的心肌炎、心肌梗死、风湿性心脏病等心脏器质性病变，快速心律失常经初步处理无好转，严重心律失常如持续性室性心动过速、窦性静止、Ⅲ度房室传导阻滞等，老年人心悸伴有心绞痛、心力衰竭，经初步处理后应及时转至上级医院，转送途中应持续给氧、开放静脉通路、持续心电监护，警惕并预防阿—斯综合征及心源性猝死事件的发生。

4.心悸患者的社区急诊护理程序(图 3-16)

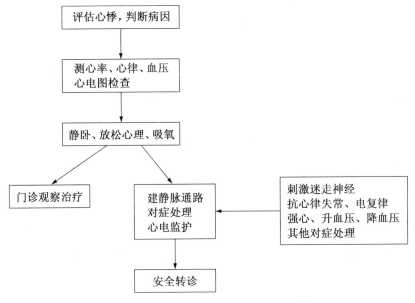

图 3-16　心悸患者的社区急诊护理程序

学习心得：＿＿＿＿＿＿＿＿＿＿＿＿＿＿＿＿

＿＿＿＿＿＿＿＿＿＿＿＿＿＿＿＿＿＿＿＿＿＿＿

＿＿＿＿＿＿＿＿＿＿＿＿＿＿＿＿＿＿＿＿＿＿＿

＿＿＿＿＿＿＿＿＿＿＿＿＿＿＿＿＿＿＿＿＿＿＿

＿＿＿＿＿＿＿＿＿＿＿＿＿＿＿＿＿＿＿＿＿＿＿

二维码 3-33

心悸社区
急诊护理

六、呼吸困难

呼吸困难(dyspnea)是指患者主观感觉空气不足、呼吸不畅,客观上表现为呼吸费力,呼吸的频率、深度及节律异常,重者出现鼻翼扇动、张口呼吸、端坐呼吸及皮肤黏膜发绀等。

1.呼吸困难的常见原因

临床上呼吸困难主要由呼吸、循环系统疾病引起,也可由全身性其他因素所致,常见的有：

(1) 呼吸系统疾病　可由于通气或换气功能障碍引起,常见病因有：

① 气道阻塞,如急性喉炎、喉水肿、喉癌、喉与气管内异物、气管肿瘤、气管受压、慢性阻塞性肺气肿、支气管哮喘等;② 肺部疾病,如肺炎、肺瘀血、肺水肿、肺脓肿、肺不张等;③ 胸廓疾病,如严重胸廓畸形、肋骨骨折、大量胸腔积液、胸膜增厚等。

（2）循环系统疾病　各种原因所致的心力衰竭、心包积液、肺栓塞、原发性肺动脉高压等。

（3）中毒性疾病　尿毒症、糖尿病酮症酸中毒、感染性中毒及吗啡、巴比妥类药物或有机磷农药中毒等通过影响呼吸中枢和对呼吸肌、肺部组织产生影响而导致呼吸困难。

（4）血液系统疾病　如重度贫血、高铁血红蛋白血症等因携带氧气发生障碍而引起呼吸困难。

（5）中枢神经系统疾病　如颅脑损伤、脑肿瘤、脑及脑膜炎症、脑血管意外等直接损害呼吸中枢或由于颅内高压、脑疝等影响呼吸中枢功能而引起呼吸改变。

（6）精神因素　如癔症性呼吸困难等。

（7）其他　① 神经肌肉疾病,如重症肌无力、呼吸肌麻痹、膈肌麻痹等;② 腹部疾病,如大量腹水、腹腔巨大肿瘤等。

2.呼吸困难病因的初步判断

根据呼吸困难的起病方式,呼吸的频率、节律,肺部体征及相关病史、伴随症状,对呼吸困难的原因作一初步判断。呼吸困难常见病因的初步判断如表 3-14 所示。

学习心得: _____

_____

_____

二维码 3-34

呼吸困难
概述

3.呼吸困难患者的社区急诊护理

（1）评估呼吸困难及其伴随症状、体征,判断病因　观察呼吸的频率、节律,肺部体征,皮肤黏膜有无发绀,患者意识及其他生命体征,对引起呼吸困难的原因作初步判断。

表 3-14 呼吸困难病因的初步判断

临 床 表 现	病因的初步判断
发作性呼吸困难,喘息、胸闷、咳嗽,重者端坐呼吸。两肺弥散性以呼气为主的哮鸣音,呼气相延长。多与接触过敏原或感染有关。有反复发作病史	支气管哮喘
有高血压病史或器质性心脏病史,有劳累性呼吸困难或夜间阵发性呼吸困难发作史,突然出现呼吸困难、咳白色或粉红色泡沫痰、端坐呼吸、发绀。两肺闻及湿啰音	左心衰竭
进食或玩耍过程中突发呛咳、呼吸困难	气管内异物
呼吸困难伴咳嗽、咳脓性痰、发热,肺部闻及湿啰音	呼吸系统感染性疾病
呼吸困难伴恶心、呕吐、大汗、流涎、腹痛腹泻、肌肉震颤,呼吸道分泌物增多,呼吸有蒜臭味,意识改变,瞳孔缩小,有农药接触史	有机磷农药中毒
糖尿病患者,停用降糖药物或各种应激状态下,出现呼吸困难伴口渴、多尿、恶心、呕吐,呼吸深而快,呼吸有烂苹果味,意识改变	糖尿病酮症酸中毒
呼吸困难,呼吸节律不整,意识障碍,伴有神经系统定位症状、脑膜刺激征、颅内高压或瞳孔不等大等	中枢神经系统病变

(2) 安置合适体位,吸氧 患者卧床休息,抬高床头半卧位,左心衰竭患者予端坐位,以减少下肢静脉回流,减轻左心负荷,并予高流量吸氧。同时使患者放松心理,保持安静,以减少氧气消耗。

(3) 保持呼吸道通畅 清除气道异物(详见第二章第三节内容),对于痰液滞留者,应鼓励多饮水、雾化吸入,拍背助咳,必要时吸痰以清除痰液。

(4) 建静脉通路,积极对症治疗 如哮喘患者则可使用 β_2 受体激动剂,如沙丁胺醇气雾剂吸入,或遵嘱使用氨茶碱等气管扩张药;左心衰竭者则可用毛地黄类药物如西地兰(毛花苷 C)等强心治疗,同时利尿、四肢轮扎以减少回心血量,减轻心脏负荷;中枢性呼吸衰竭者则用呼吸兴奋剂;颅内高压、脑疝者则积极进行脱水、降颅内压等处理。

(5) 必要时气管插管或气管切开,进行人工呼吸机辅助呼吸。

(6) 监测生命体征,做好基础护理。

（7）安全转诊　对于诊断不明的呼吸困难患者,严重心、脑、肝、肾疾病伴呼吸困难者以及呼吸困难伴意识障碍者,经适当处理后及时转送上级医院作进一步治疗。

4.呼吸困难患者的社区急诊护理程序(图 3-17)

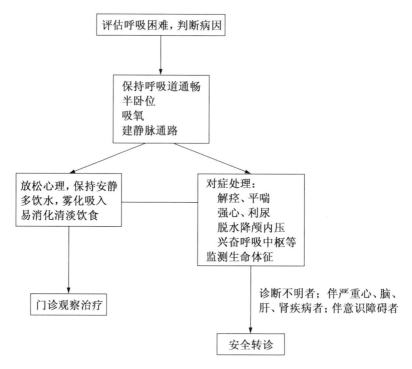

图 3-17　呼吸困难患者的社区急诊护理程序

学习心得：＿＿＿＿＿＿＿＿＿＿＿＿＿＿＿

二维码 3-35

呼吸困难
社区急诊护理

七、恶心与呕吐

恶心(nausea)为一种特殊的上腹部不适、紧迫欲吐的感受。恶心常为呕吐的前驱感觉,也可单独出现,常伴有头晕、流涎、脉缓、血压降低等迷走神经兴奋症状;呕吐(vomiting)是胃或部分小肠内容物经食管、口腔排出体外的现象。

恶心与呕吐是临床上常见的一组症状。呕吐中枢位于延髓,受刺激时可引起呕吐。呕吐是包含一系列复杂而协调的反射动作,首先是幽门收缩与关闭,胃逆蠕动,同时腹肌收缩,膈肌下降,腹压增高,使胃内容物通过食管、咽而排出口外。若胃逆蠕动较弱或贲门不开放,胃内容物没有从口中排出,而有欲吐的感觉,则称为恶心。临床上可有恶心而无呕吐,也可仅有呕吐而无恶心。

1.恶心与呕吐的原因

引起恶心与呕吐的病因很多,按发病机制可分为反射性呕吐和中枢性呕吐两大类。

(1) 反射性呕吐　反射性呕吐(reflex vomiting)系指由来自内脏末梢神经的冲动,经自主神经传入纤维刺激呕吐中枢引起的呕吐。

1) 消化系统疾病:主要有① 咽部刺激:见于刷牙、医生对患者进行咽部检查、剧烈咳嗽及鼻咽部炎症时;② 胃肠疾病:急慢性胃炎、消化性溃疡、幽门梗阻、肠梗阻、肠炎、急性阑尾炎等;③ 肝胆胰疾病:急性肝炎、肝硬化、急性胆囊炎、急性胰腺炎等;④ 腹膜及肠系膜疾病:急性腹膜炎等。

2) 其他系统疾病:① 眼部疾病:青光眼、屈光不正等;② 呼吸系统疾病:急性肺炎、百日咳等;③ 泌尿系统疾病:急性肾炎、急性肾盂肾炎、急性盆腔炎、尿路结石等;④ 循环系统疾病:心绞痛、心肌梗死、充血性心力衰竭、休克等;⑤ 妇产科疾病:急性附件炎症、输卵管妊娠破裂、早孕反应等。

3) 前庭功能障碍:常见于①晕动病:发生在乘飞机、乘轮船、乘汽车或火车时,以苍白、出汗、流涎、恶心、呕吐等为主要表现,反复的俯仰运动、旋转或上下颠簸所致的迷路刺激起重要作用,精神因素也有关系;②梅尼埃病(Meniere's diseas):表现为突发的旋转性眩晕(多为水平性)、波动性耳聋与耳鸣,眩晕发作时意识清醒,常伴有面色苍白、出冷汗、恶心、呕吐、血压下降等反射性迷走神经刺激症状,发作历时数分钟乃至数小时以上,间歇期长短也各有不同;③ 迷路炎:本病是急慢性化脓性中耳炎的常见并发症,主要临床表现为发作性眩晕、恶心、呕吐、眼球震颤等。

(2) 中枢性呕吐　中枢性呕吐(central vomiting)系指由来自中枢神经系统或化学感受器的冲动,刺激呕吐中枢而引起的呕吐。

1) 中枢神经系统疾病:① 中枢神经感染性疾病:脑炎、脑膜炎、脑脓肿等;② 脑血管病变:脑出血、蛛网膜下腔出血、脑栓塞、高血压脑病等;③ 脑外伤:脑震荡、脑挫裂伤、颅内血肿等;④ 脑内占位性病变等。

2) 全身性疾病:如尿毒症、糖尿病酮症酸中毒、甲状腺危象、肾上腺危象、低钠血症、低钾血症、妊娠反应、全身性感染等。

3) 药物因素:抗肿瘤药物、抗生素、洋地黄类药物、吗啡类药物等。

4) 中毒性疾病:一氧化碳中毒、有机磷农药中毒、其他有毒物质中毒等。

5) 放射性损害:肿瘤放疗、其他放射性损害等。

6) 精神性因素:神经官能症、神经性厌食等。嗅到不愉快的气味,听到震耳的噪音或见到厌恶的食物而出现的呕吐,称条件反射性呕吐,这也属于神经官能性呕吐范畴。

2. 恶心与呕吐病因的初步判断

根据恶心与呕吐发生的方式、呕吐性质、与进食的关系、呕吐物性状及其他伴随症状进行评估,初步对病因作出判断。

病因不同,呕吐的临床特点亦异。反射性呕吐常有恶心先兆,而且胃排空后仍干呕不止;中枢性呕吐多无恶心先兆,呕吐剧烈呈喷射状,伴头痛和不同程度的意识障碍;与前庭功能有关的呕吐,多伴有眩晕、眼球震颤等症状,常有恶心先兆;由精神性因素引起的呕吐,表现为进食过程中或餐后即刻发生,恶心很轻或无;幽门梗阻引起的呕吐呕吐物多为宿食,有酸臭味,且常于夜间发生;十二指肠乳头以下梗阻引起的呕吐,呕吐物常含较多胆汁;低位肠梗阻引起的呕吐,呕吐物常有粪臭味。

恶心与呕吐常见病因的初步判断如表 3-15 所示。

表 3-15　恶心与呕吐病因的初步判断

临床表现	病因的初步判断
呕吐伴有眩晕	梅尼埃病、迷路炎等
呕吐与头部位置改变有关,如旋转运动、乘飞机、乘船、乘车等出现的呕吐	晕动病
高血压病史,血压急剧增高,呕吐伴有头痛	高血压脑病
呕吐伴眼痛、头痛,眼压增高	青光眼
长时间阅读后头痛、视疲劳伴呕吐	屈光不正

临 床 表 现	病因的初步判断
剧烈呕吐,呈喷射状,吐后不感轻松,伴剧烈头痛和不同程度的意识改变。可有肢体定位症状或外伤史等	中枢神经系统病变、颅脑损伤
在餐后较久或积数餐之后出现呕吐,呕吐物为酸腐味的宿食,不含胆汁,伴上腹饱胀不适、腹痛,于餐后加重,大量呕吐后疼痛可暂缓解	多见于消化性溃疡、胃癌等引起的幽门、十二指肠慢性不全梗阻
呕吐物有粪臭味	低位肠梗阻
共同进餐后,集体发病,呕吐伴腹痛、腹泻或其他中毒症状	食物中毒
恶心呕吐伴有厌食、疲乏、肝区隐痛、黄疸	病毒性肝炎
呕吐伴腹痛,呕吐后腹痛得到一定缓解者	急性胃炎、消化性溃疡、高位肠梗阻等
呕吐伴腹痛,呕吐后腹痛不缓解,伴腹部其他症状与体征	胆囊炎、胆石症、胆道蛔虫病、急性胰腺炎等腹腔脏器炎症
育龄妇女出现恶心呕吐,多见于晨间,有停经史,结合性生活、避孕情况及妊娠试验可作出判断	早孕反应

学习心得:＿＿＿＿＿＿＿＿＿＿＿＿＿＿＿＿＿＿＿

＿＿＿＿＿＿＿＿＿＿＿＿＿＿＿＿＿＿＿＿＿＿＿＿＿

＿＿＿＿＿＿＿＿＿＿＿＿＿＿＿＿＿＿＿＿＿＿＿＿＿

＿＿＿＿＿＿＿＿＿＿＿＿＿＿＿＿＿＿＿＿＿＿＿＿＿

二维码 3-36

恶心与呕吐
概述

3.恶心呕吐患者的社区急诊护理

(1)评估呕吐,判断病因　接诊恶心呕吐患者,社区护士应询问相关病史、诱发因素,根据呕吐发生方式、持续时间、频率,呕吐物的量、性状及气味,与体位、进食、药物、运动、情绪的关系等,对呕吐的病因作一个初步判断。

(2)评估水、电解质失衡情况　剧烈频繁的呕吐可导致脱水、低氯血症、低钾血症、代谢性酸中毒等水、电解质紊乱。注意询问尿量,检查其他脱水症及电解质紊乱的体征。

(3)补液　非禁食者少量多次口服补液,脱水重者或剧烈呕吐不能口服者,予静脉补液。

（4）做好基础护理,减轻呕吐　每次吐后漱口,清洁衣被,开窗通风,保持室内空气新鲜无异味。此外,可按摩或针灸足三里、内关、中脘等穴位,减轻恶心呕吐症状。予清淡易消化饮食,少食多餐。

（5）记录呕吐量、尿量,观察脱水症。

（6）做好转诊工作　如患者有颅内高压、肠梗阻、传染性疾病或其他需要进一步治疗的疾病,在做好一般处理后,应及时转诊到上级医院或专科医院作进一步治疗。

4.恶心呕吐患者的社区急诊护理程序(图 3-18)

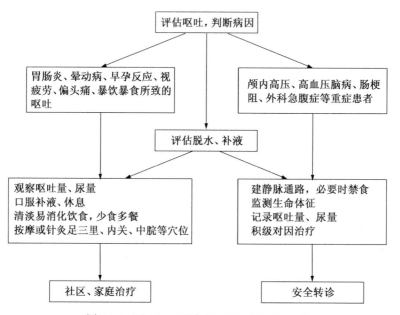

图 3-18　恶心呕吐患者的社区急诊护理程序

二维码 3-37

恶心与呕吐
护理

学习心得:_____

_____

_____

_____

_____

八、腹　泻

腹泻(diarrhea)是指排便次数增多,多于日常习惯的频率,粪质稀薄,或带有黏液、脓血和未消化的食物。

正常人排便习惯一般为一天 1 次,有的人每天 2～3 次或 2～3 天 1 次,只要粪便的性状正常,均属正常范围。当某些原因引起胃肠分泌增多、吸收障碍、异常渗出或肠蠕动过快时,即可导致腹泻。

腹泻按病程可分为急性腹泻和慢性腹泻,病程在 2 周以内的为急性腹泻,超过 2 个月的腹泻称为慢性腹泻,病程在 2 周到 2 个月者称为迁延性腹泻;按病因分可分为感染性腹泻和非感染性腹泻。

1.腹泻原因

(1)胃肠道分泌增加　因胃肠道黏膜分泌过多液体所致,又称分泌性腹泻(secretory diarrhea),主要见于霍乱、沙门氏菌食物中毒,当细菌产生的肠毒素刺激肠黏膜,可引起肠黏膜细胞内的一系列生化改变,导致大量水与电解质分泌到肠腔,引起腹泻。

(2)肠腔内容物渗透压增高　如口服硫酸镁、甘露醇等使肠腔内渗透压增高,阻碍肠内水和电解质的吸收而引起腹泻,又称渗透性腹泻(osmotc diarrhea)。

(3)炎症渗出　见于肠道感染性或非感染性的炎症病变,因肠黏膜炎症、溃疡或浸润性病变,使病变处血管通透性增高,炎症渗出产物增多,同时炎症产物的刺激也使肠蠕动增加而引起腹泻。

(4)肠蠕动增加　见于肠炎、胃肠功能紊乱、甲状腺功能亢进等疾病,因为肠蠕动过快,肠内食糜停留时间过短,未被充分吸收而引起腹泻。

(5)吸收不良性腹泻　如小肠大部切除、吸收不良综合征等,使肠黏膜面积减少或吸收障碍而引起腹泻。

腹泻发生的机制相当复杂,多非单一因素所致,上述各种因素可同时兼有。

2.引起腹泻的常见疾病

(1)肠道疾病

1)肠道感染性疾病:病毒、细菌、真菌、原虫、蠕虫等感染引起的急慢性肠炎。

2)肠道其他疾病:变态反应性肠炎、急性出血坏死性肠炎、克罗恩病、溃疡性结肠炎、慢性胰腺炎、吸收不良综合征、肠易激综合征、大肠癌等。

（2）中毒　食用毒蕈、河豚、鱼胆及砷、磷、铅、汞等化学物质中毒引起腹泻。

（3）药物　服用利血平、洋地黄类药物或某些抗肿瘤药物可引起腹泻，也可由于使用导泻药物引起。

（4）全身性因素　如败血症、伤寒或副伤寒、甲状腺功能亢进、肾上腺皮质功能减退、尿毒症、过敏性紫癜等都可引起腹泻。

学习心得：_____

_____

_____

_____

二维码 3-38

腹泻概述

3.腹泻病因的初步判断与脱水程度评估

（1）腹泻病因的初步判断　评估腹泻次数，大便量、颜色、性状、气味，有无里急后重、腹痛及其他伴随症状，对腹泻的病因作初步判断。

一般来说，分泌性腹泻多为水样便，量多，无黏液脓血便，伴有或不伴有腹痛；渗出性腹泻便量较少，可有黏液、脓血，多伴有腹痛、发热，如炎症主要位于小肠，则腹痛多在脐周，如炎症主要累及结肠，则腹痛多位于下腹部，如炎症累及直肠，则有里急后重的表现；渗透性腹泻多不伴有腹痛，粪便常含不消化食物、泡沫，有恶臭，禁食后缓解；吸收不良性腹泻粪便量多而臭，含大量脂肪，不伴腹痛。

社区护士对腹泻患者病因的初步判断如表 3-16 所示。

表 3-16　腹泻患者病因的初步判断

临 床 特 点	病因的初步判断
有不洁饮食史，出现腹痛、腹泻，大便稀水样，伴恶心呕吐，伴或不伴有发热	急性胃肠炎
腹泻次数多，每次大便量少，含黏液、脓血，里急后重显著	细菌性痢疾

续 表

临 床 特 点	病因的初步判断
腹泻,果酱样大便,每次大便量多,伴腥臭味,无明显里急后重,右下腹压痛	阿米巴痢疾
夏秋季,剧烈呕吐、腹泻,粪便呈米泔水样,易出现水、电解质紊乱	霍乱
共同就餐,集体发病,腹痛、腹泻伴呕吐	食物中毒
较长时间使用肠道抗生素,腹泻,粪便呈蛋花样或米泔水样,内有膜状结构	伪膜性肠炎
进食虾、蟹、海鱼等海产品或吃菠萝等食物后发生腹泻、腹痛,伴有荨麻疹或血管神经性水肿	过敏性肠炎
突发阵发性腹痛,伴呕吐及果酱样血便,右下腹扪及腊肠样肿块	肠套叠

（2）脱水评估 首先对脱水的性质进行初步评估,腹泻、呕吐导致胃肠液的丢失,多为等渗性脱水;腹泻、呕吐后喝大量白开水或仅补充水分,没有相应补充缺失的电解质,则可导致低渗性脱水;同样,等渗性脱水没有及时补液,再加上呼吸、皮肤水分的蒸发以及出汗等,继而可转为高渗性脱水。

同时,应对脱水程度进行估计,以指导补液。不同程度脱水的临床表现如表 3-17 所示。

表 3-17　不同程度脱水的临床表现

临床表现	轻度脱水	中度脱水	重度脱水
精神状态	无明显改变	烦躁或萎靡	昏睡或昏迷
失水占体重的比例	<5%	5%～10%	>10%
皮肤弹性	稍 差	差	极 差
口腔黏膜	稍 干	干 燥	极干燥
眼窝及前囟凹陷	稍 凹	明 显	极明显
眼 泪	有	少	无
尿 量	略减少	明显减少	少尿或无尿
周围循环衰竭	无	不明显	明 显

如表 3-17 所示,轻度脱水者一般体重下降在 5% 以内,主要表现为口渴、尿量略减少;中度脱水者体重下降达 5%~10%,皮肤弹性下降、眼窝凹陷、外周静脉塌陷、心率增快;重度脱水者体重下降达 10% 以上,表现为明显的脱水症、少尿无尿、脉细速、血压下降、意识改变。

学习心得:_____

二维码 3-39

腹泻脱水
程度评估

4.腹泻患者的社区急诊护理

(1)评估腹泻,判断病因　询问腹泻发生的时间、起病诱因、病程长短,粪便的性状、次数、量、气味、颜色,有无腹痛及疼痛性质、部位,有无里急后重、恶心呕吐、发热等。

(2)评估脱水程度　询问腹泻期间进食、进水量和尿量,观察患者生命体征、神志、皮肤弹性、口渴情况等,判断患者有无水、电解质失衡及其程度,为补液提供依据。

(3)补充水分和电解质　轻度脱水者予口服补液。ORS 口服补盐液每袋含氯化钠 1.75g、碳酸氢钠 1.25g、氯化钾 0.75g、葡萄糖 10g,将袋内的粉末倒入 500mL 凉开水中即可。口服补盐液安全、有效,价格也低廉。在家中也可自制口服补盐液,可利用米粥、面汤、酸奶、果汁,甚至白开水来制作口服补盐液,制备方法:用米汤 500mL+细盐 1.75g(半个啤酒瓶盖)或用白开水 500mL+白糖 10g(2 小勺)+细盐 1.75g 配制。这些液体电解质的含量(如钾、钠、氯离子)虽不甚合理,但容易被患者接受。重者建立静脉通路,遵医嘱输液。

(4)做好肛周皮肤护理　手纸宜软,每次便后用温水清洗肛周皮肤,涂凡士林软膏保护肛周皮肤,以避免因排便频繁、粪便刺激引起肛周皮肤糜烂。

(5)给予易消化的少渣流质、半流质或软食,避免生冷、多膳食纤维、味道浓烈的刺激性食物。

(6)记录排便量、尿量及补液量　治疗期间注意脱水及电解质紊乱的纠正情况,并记录排便量、尿量及补液量,观察生命体征。

（7）做好转诊及疫情报告　　如系严重食物中毒事件或相关传染病,社区护士应按要求进行中毒事件及疫情的上报。严重的水电解质失衡,或需要转入上一级医院作进一步治疗,或需转入传染病医院者,经初步处理,血压平稳后予转诊。

5.腹泻患者的社区急诊护理程序（图3-19）

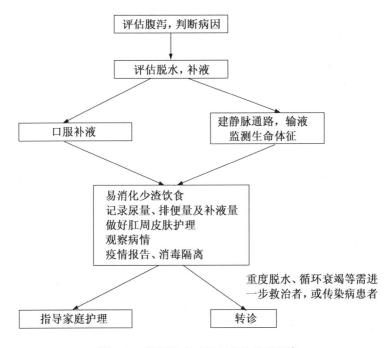

图3-19　腹泻患者的社区急诊护理程序

学习心得:_____

_____

_____

_____

_____

二维码3-40

腹泻社区
急诊护理

九、妇女急性下腹痛

急性下腹痛是妇女常见急症之一,起病急且往往病情变化快、病因复杂。对常见可能危及生命的相关急症,社区护士需要在短时内作出正确判断和给予及时救治。

1.妇女急性下腹痛的常见原因

(1)输卵管妊娠破裂　受精卵在子宫体以外部位着床,称为异位妊娠(ectopic pregnancy),可发生于输卵管、卵巢、腹腔、阔韧带、宫颈等处,其中输卵管妊娠(tubal pregnancy)占异位妊娠总数的95%左右。

(2)卵巢卵泡或黄体破裂　因卵巢排卵时卵泡破裂致卵泡膜血管破裂出血或黄体形成后血凝块脱落引起出血,又称卵巢出血。

(3)卵巢肿瘤蒂扭转　约10%的卵巢肿瘤蒂可发生扭转,扭转后蒂中血流受阻,可导致肿瘤坏死继发感染。扭转常于体位急剧变化或盆腔空间发生改变时发生,如剧烈运动、妊娠、分娩等。

(4)卵巢肿瘤破裂　卵巢的良、恶性肿瘤及子宫内膜异位囊肿生长过速致囊内压力过高,或恶性肿瘤浸润生长,或外力的冲撞挤压,使囊壁破裂而引发急腹症。

(5)急性盆腔炎　盆腔生殖器的急性炎症常广泛累及子宫、输卵管、阔韧带、盆腔腹膜以及相邻的器官,是妇科常见急腹症之一。

2.妇女急性下腹痛病因的初步判断

妇女急性下腹痛的社区急诊护理判断如表3-18所示。

表3-18　妇女急性下腹痛的社区急诊护理判断

临床表现	病因的初步判断
育龄妇女,有停经史。突发下腹撕裂样疼痛或阵发性疼痛,伴恶心、呕吐,肛门有坠胀感和排便感。伴有不规则阴道流血、晕厥与休克,有厌食、恶心等早孕反应	输卵管妊娠破裂
于月经中期或后半期突发一侧下腹疼痛,腹痛不重,无恶心呕吐。患侧附件可有轻度触痛,无其他明显的伴随症状	卵巢卵泡或黄体破裂
有卵巢肿瘤或下腹肿块病史,体位突然改变时突发一侧下腹疼痛并渐加重,伴恶心呕吐。一侧下腹局限性肌紧张、压痛及反跳痛,或触及肿块	卵巢肿瘤蒂扭转

续　表

临床表现	病因的初步判断
有卵巢肿瘤、下腹肿块或子宫内膜异位囊肿病史,突发一侧下腹疼痛并渐加剧,逐渐波及全腹,伴恶心呕吐及肛门坠胀、下腹局限性或弥漫性压痛、反跳痛、肌紧张。可有下腹部受外力冲撞、挤压情况	卵巢肿瘤破裂
不洁性生活、经期、流产或产褥期等情况下,出现持续性双侧下腹疼痛,向腰背、会阴放射,伴畏寒发热、恶心呕吐、尿频尿急症状。下腹或全腹压痛、反跳痛、肌紧张,双侧附件压痛	急性盆腔炎

学习心得: _____

_____

_____

_____

_____

二维码 3-41

妇女急性
下腹痛概述

3.妇女急性下腹痛的社区急诊护理

(1) 评估腹痛,判断病因　根据下腹痛部位、性质、发生方式、伴随症状,判断下腹痛原因。

(2) 监测血压、脉搏及其他生命体征　育龄妇女急性下腹痛,特别要注意是否为宫外孕,要注意由此引起的出血性休克问题。

(3) 给氧,建静脉通路,抗休克　患者如发生宫外孕大出血、卵巢肿瘤破裂及蒂扭转等,及时建立静脉通路,遵嘱抗休克治疗。

(4) 安置合适体位,做好保暖,安全转送　如患者系急性盆腔炎,予半坐卧位,如有休克症状,宜平卧或休克卧位。宫外孕大出血、卵巢肿瘤破裂及蒂扭转者需及时安全转送上级医院进行进一步治疗。

4.妇女急性下腹痛的社区急诊护理程序(图 3-20)

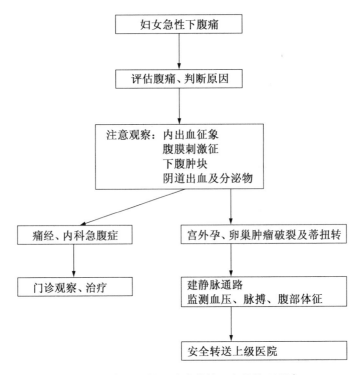

图 3-20 妇女急性下腹痛的社区急诊护理程序

学习心得:_____

_____

_____

_____

_____

十、婴儿阵发性啼哭(小儿肠套叠)

如果婴儿出现躁动不安、双腿屈曲、阵发性啼哭,伴呕吐,啼哭间歇如常或表现为倦怠、苍白及出冷汗,社区护士特别要警惕小儿肠套叠的可能。小儿肠套叠早期发现、早期复位治疗,预后良好,若没有及时处理,易造成肠坏死,引起腹膜炎,甚至危及小儿生命。

1.肠套叠与好发部位

肠套叠系指部分肠管及其肠系膜套入邻近肠腔所致的一种肠梗阻,是婴幼儿时期常见的急腹症之一。80%的患儿年龄在 2 岁以内,男孩发病率多于女孩,约为 4∶1。健康肥胖儿多见,发病季节与胃肠道病毒感染流行相一致,以春季多见。常伴发于胃肠炎和上呼吸道感染。

肠套叠多与肠蠕动的方向一致,即近侧肠管突入远侧肠管的腔内,这称为顺行套叠,此时近侧肠管称为套入部,呈袖状折叠而成为两层,远侧肠管则包绕套入部肠管,称为鞘部。逆行套叠因强烈的逆蠕动造成,少见,此时近侧肠管成为鞘部。由于套入部的肠壁形成折叠,血液循环容易受到影响,易造成肠壁坏死,也必然造成套叠以上部位的完全性肠梗阻,产生急性肠梗阻的症状。

胃肠道的任何部位均可发生肠套叠,其中以回肠套入盲肠(即回盲型)最常见,约占总数的 50%～60%,如图 3-21 所示。回盲瓣是肠套叠头部,带领回肠末端进入升结肠,盲肠、阑尾也可随着翻入结肠内。

2.小儿肠套叠常见原因

肠套叠分为原发和继发两种。95%为原发性病例,多见于婴幼儿,回盲部系膜尚未完全固定、活动度较大是婴儿容易发生肠套叠的结构因素。

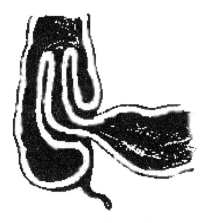

图 3-21　回盲型肠套叠

5%继发性病例多为年长儿,发生肠套叠的肠管多有明显的器质性原因,如梅克尔憩室翻入回肠腔内,成为肠套叠的起点。肠息肉、肠肿瘤、肠重复畸形、腹型紫癜致肠壁肿胀增厚等均可牵引肠壁发生肠套叠。

有些促发因素可导致肠蠕动的节律发生紊乱,从而诱发肠套叠,如饮食改变、病毒感染及腹泻等。有研究表明,病毒感染可引起回肠集合淋巴结增生,局部肠壁增厚,甚至凸入肠腔,构成套叠起点,加之肠道受病毒感染后蠕动增强而导致肠套叠。

3.小儿肠套叠的表现

（1）阵发性啼哭（腹痛）　腹痛为早期出现的症状，其特点是平素健康的婴儿，无任何诱因而突然发生剧烈的有规律的阵发性腹痛。婴儿表现为阵发性哭闹不安、屈腿、面色苍白。每次发作约10～20分钟，以后安静入睡，或玩耍如常，约数十分钟后又突然发作，其症状如前。如此反复多次，患儿精神渐差、疲乏、面色苍白。这种有规律的阵发性腹痛，是由于较强的肠蠕动波把套入的肠管向前推进，牵拉肠系膜，同时套叠鞘部发生强烈收缩所引起的。个别较小的病儿无剧烈哭闹，仅表现为阵阵不安和面色苍白，随后进入休克状态，需特别警惕。

（2）呕吐　起病不久即出现反射性呕吐。这是由于肠系膜被牵拉所致，呕吐物为奶块或食物，以后即有胆汁甚至可为粪便样物，是肠梗阻严重的表现。

（3）血便　多于病后6～12小时出现，是本病特征之一，常为暗红色果酱样便，亦可为新鲜血便或血水，一般无臭味，当疑为本病而尚无便血时可做直肠指检，如指检染血则有同样诊断意义。出现血便的原因是套入部肠壁血液循环发生障碍，致使黏膜渗血与肠黏液混合在一起的结果。

（4）腹部肿块　是具有重要诊断意义的腹部体征，肿块的部位依套入点和套入程度而定，一般多在升结肠、横结肠和降结肠位置。在病程早期，肿块多位于右上腹部，呈腊肠样，光滑而不太硬，略带弹性，可稍活动，有压痛。以后随套叠的进展，肿块可沿结肠移至左腹部，严重时可套入直肠内，直肠指检可触及子宫颈样肿物。

（5）全身情况　发病早期病儿全身情况尚好，体温正常，仅有面色苍白、精神不好、食欲不振或拒食。随发病时间的延长，一般情况逐渐严重，表现为精神萎靡、嗜睡、脱水、发热、腹胀，甚至休克或腹膜炎征象。

二维码 3-43

婴儿阵发性
啼哭概述

学习心得：＿＿＿＿＿＿＿＿＿＿＿＿＿＿＿＿＿

＿＿＿＿＿＿＿＿＿＿＿＿＿＿＿＿＿＿＿＿＿＿＿＿

＿＿＿＿＿＿＿＿＿＿＿＿＿＿＿＿＿＿＿＿＿＿＿＿

＿＿＿＿＿＿＿＿＿＿＿＿＿＿＿＿＿＿＿＿＿＿＿＿

＿＿＿＿＿＿＿＿＿＿＿＿＿＿＿＿＿＿＿＿＿＿＿＿

4. 婴儿阵发性啼哭的社区急诊护理

(1) 婴儿阵发性啼哭首先要考虑是否有肠套叠　如果一个健康的婴幼儿突然出现不明原因的阵发性哭闹、面色苍白、出冷汗、呕吐、大便带血、精神不振时,应想到有可能发生了肠套叠,要立即送医院就诊。

(2) 及时转诊　小儿因阵发性啼哭就诊,应询问有无呕吐、腹泻及大便情况,进行腹部触诊,如在右上腹触及肿块,或出现果酱样大便,应及时转诊到就近的儿外科门诊。同时电话联系,并告知家长,以免延误治疗时机而给患儿带来严重后果。

(3) 协助灌肠复位　凡是病程在 48 小时内的原发性肠套叠,患儿全身情况良好,无明显脱水,无明显腹胀者均可以灌肠疗法治疗。一般采用空气或钡剂灌肠,空气灌肠气体压强可为 $8.0\sim12.0$ kPa($60\sim90$ mmHg),注入空气时,可轻柔按摩腹部或者改变体位以利于套叠肠管的复位。同时可根据医嘱适当使用镇静药。

晚期病情比较严重,不适合做灌肠复位的病例,或已经灌肠未能复位的病例,以及复位达 3 次以上者均须手术治疗。

5. 小儿肠套叠社区急诊护理程序(图 3-22)

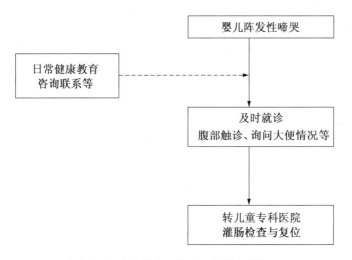

图 3-22　小儿肠套叠社区急诊护理程序

学习心得：_____

_____

_____

_____

十一、中　暑

中暑(heat illness)是在暑热天气、湿度大及无风环境中,患者因体温调节中枢功能障碍,汗腺功能衰竭和水、电解质丧失过多而出现相关临床表现的疾病。轻者离开高温环境,稍作休息和补充水分即可恢复,重者可危及生命,需积极抢救。根据发病机制和临床表现不同,可表现为热痉挛、热衰竭和热(日)射病,三者可单独发生,也可同时存在。

1. 中暑原因

凡可引起机体热负荷增加和(或)散热功能障碍的因素,均可引起中暑,常见的有:①环境温度过高:人体能从外界环境获取热量;②产热增加:重体力劳动、发热疾病、甲状腺功能亢进症和应用某些药物(如苯丙胺)使产热增加;③散热障碍:如湿度大、肥胖、穿透气不良衣服或无风天气等;④汗腺功能障碍:人体主要通过皮肤汗腺散热,系统性硬化病、广泛皮肤瘢痕或先天性无汗症、抗胆碱能药或滥用毒品可抑制出汗。

2. 中暑评估

在高温或强辐射热的环境下从事生产劳动,而防暑降温措施不充分,或者年老体弱及慢性病患者在拥挤、通风不良的环境中出现乏力、头昏等症状,要考虑中暑可能。

(1)先兆中暑　在高温、高湿等闷热环境下劳动或生活一定时间后,感到乏力、头昏、胸闷、心悸、口渴、大汗、体温正常或略升高。

(2)轻症中暑　患者除上述症状外,体温升高,多在 38℃ 以上,有早期呼吸循环衰竭症状,可表现为面色潮红或苍白、皮肤灼热或湿冷、恶心呕吐、大汗、胸闷心悸、心率加快、脉弱、血压偏低、表情淡漠或躁动不安。

(3)重症中暑　除上述症状外伴有晕厥、昏迷、肌痉挛或高热。

1)热痉挛:常发生于高温环境下进行剧烈运动或重体力劳动,大量出汗后,突发肌痉挛,出现肌肉痉挛痛,多发生于四肢肌肉、腹肌,以腓肠肌痉挛痛最显著,呈对称性、发作性,能自行缓解。患者神志清楚,体温正常或仅有低热。此为热射病的早期表现。

2)热衰竭:最常见,表现为乏力、头晕、头痛、心悸、恶心呕吐、面色苍白、皮肤湿冷、肌肉痉挛、多汗或无汗、呼吸浅快、心动过速、血压偏低,常有晕厥,体温可轻度升高,无明显中枢神经损害的表现。主要是机体为适应高温环境,大量出汗,体液及电解质丢失过多而补充不足所致。

3)热射病:也称中暑高热,是中暑中最严重的类型。以高热、无汗、昏迷为特征,表现为皮肤灼热潮红、干燥无汗,呼吸浅促、心率增快、体温高达 41℃ 或以上,头晕头痛、恶心呕吐,继而神志模糊、惊厥和昏迷,重者出现休克、心力衰竭、肺水肿、脑水肿、肝肾功能衰竭或弥散性血管内凝血等而危及生命。

(4)与其他疾病鉴别 中暑引起的高热、肌痉挛、惊厥、昏迷、休克等应与其他疾病相鉴别,如中毒性菌痢、急腹症、流行性乙型脑炎及脑型疟疾等。

3. 中暑的社区急诊护理

(1)脱离高热环境 迅速转移患者至阴凉通风处,或转移至有空调的房间内,安静休息,并将下肢稍抬高。

(2)物理降温 用温水擦浴或酒精擦浴,用扇子或电扇吹风增加散热,高热者头部及大血管处置冰袋。

(3)补充水和电解质 予喝淡盐水或含盐的清凉饮料、绿豆汤等。较重者予以静脉补充水和电解质。

(4)对症处理 重症中暑者迅速建静脉通路,补充血容量,纠正酸中毒,吸氧,降颅内压等。

4. 中暑患者的社区急诊护理程序(图 3-23)

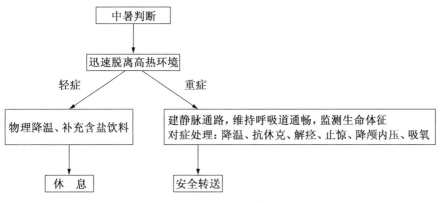

图 3-23 中暑患者的社区急诊护理程序

二维码 3-45

中暑

学习心得：_____

_____

_____

_____

_____

十二、蛇咬伤

蛇咬伤(snake bite)多发生于夏秋季。蛇分为毒蛇和无毒蛇。被无毒蛇咬伤后只在局部皮肤留下两排对称锯齿状细小牙痕,伤口疼痛,无碍生命。被毒蛇咬伤后,其蛇毒可引起严重的全身中毒症状而危及生命。

我国毒蛇有 50 余种,常见的有蝮蛇、银环蛇、金环蛇、眼镜蛇、竹叶青蛇、蝰蛇、五步蛇、眼镜王蛇等。蛇毒含有多种毒性蛋白质、溶组织酶以及多肽复合物。不同的毒蛇分泌不同的蛇毒,有的以神经毒素为主,如金环蛇、银环蛇、海蛇等,引起肌肉包括呼吸肌麻痹;有的以血循环毒素为主,引起凝血机制紊乱、出血、溶血和心肌受损、心力衰竭,如竹叶青蛇、五步蛇、蝰蛇等;而有的兼有神经、血液毒素,如眼镜蛇、蝮蛇、眼镜王蛇等,引起严重的全身中毒症状和组织器官功能损伤。

1. 区别毒蛇与无毒蛇

(1) 无毒蛇　无毒蛇的头部一般是椭圆形的。被无毒蛇咬伤后,局部皮肤留有两列对称排列的细小牙痕,局部刺痛,无全身症状。

(2) 毒蛇　毒蛇头部多呈三角形。被毒蛇咬伤的伤口常有一对大而深的牙痕,或两列小牙痕上方有一对大牙痕,或留有断牙,局部出血、肿胀、水疱、血疱,扩展较快,伴全身中毒症状。用蛇头形状来判断是否有毒也有例外情况,虽然大部分的无毒蛇头是椭圆形的,但眼镜蛇和海蛇这类毒蛇头部也是椭圆形的。相反,少数无毒蛇头部也呈三角形。

此外,根据毒蛇分布的地区差别及被蛇咬伤时间进行初步判断,如在沿海地区被蛇咬伤多考虑海蛇,在高山地区被蛇咬伤多考虑尖吻蛇、竹叶青、烙铁头,在平原及丘陵地区被蛇咬伤多考虑银环蛇、眼镜蛇及蝮蛇。在夜间被蛇咬伤首先考虑金环蛇、银环蛇及烙铁头,白天被蛇咬伤多考虑眼镜蛇和眼镜王蛇,在清晨或黄昏被蛇咬伤多考虑蝮蛇。毒蛇与无毒蛇的根本区别在于是否有毒牙。

2.被毒蛇咬伤的表现

(1)神经毒型中毒 临床特点是蛇毒吸收快,局部症状不明显,易被忽视,一旦出现全身中毒症状,则病情危重。局部症状可有麻木感,不红、不肿、无疼痛,咬伤后1～3小时出现全身中毒症状,表现为乏力、眼睑下垂、嗜睡、视物模糊、言语不清、声音嘶哑、吞咽困难、共济失调,重者四肢瘫痪、呼吸肌麻痹、惊厥昏迷、休克,常因呼吸、循环衰竭而死亡。神经毒型蛇毒作用时间较短,患者若能度过1～2天危险期,症状可较快消失。海蛇蛇毒主要破坏横纹肌,病后肌力的恢复较慢。

(2)血循环型中毒 临床特点为局部症状重,全身中毒症状明显,发病急。局部表现为伤口剧烈疼痛、迅速肿胀,周围皮肤出现水疱、血疱、组织坏死,并迅速向肢体近心端蔓延,附近淋巴结肿痛,全身伴有胸闷、气促、心悸、烦躁不安、黄疸、少尿或无尿、心律失常、血压下降,甚至循环衰竭和肾功能衰竭。

(3)混合毒型中毒 临床表现为局部和全身症状均明显。局部伤口剧痛,出现肿、水疱、血疱、组织坏死,并迅速向肢体上端蔓延,局部淋巴结肿痛,全身症状有头晕、视物模糊、复视、乏力、吞咽困难、言语障碍、心律失常、呼吸困难、血红蛋白尿、少尿或无尿,重者发生惊厥、昏迷、休克、呼吸麻痹、心力衰竭等。

学习心得:＿＿＿＿＿＿＿＿＿＿＿＿＿＿＿＿＿

＿＿＿＿＿＿＿＿＿＿＿＿＿＿＿＿＿＿＿＿＿＿＿

＿＿＿＿＿＿＿＿＿＿＿＿＿＿＿＿＿＿＿＿＿＿＿

＿＿＿＿＿＿＿＿＿＿＿＿＿＿＿＿＿＿＿＿＿＿＿

＿＿＿＿＿＿＿＿＿＿＿＿＿＿＿＿＿＿＿＿＿＿＿

二维码3-46

蛇咬伤
概述

3.被蛇咬伤患者的社区急诊护理

(1)放松、静卧 被蛇咬伤后应先求救,就地作伤口处理,静卧、伤肢下垂,等待他人护送入院,切勿惊慌、奔跑,以免加速毒素的吸收和扩散。

(2)减少毒素吸收和扩散 被蛇咬伤后一时难以区分毒蛇和无毒蛇时,均按毒蛇进行伤口处理,具体方法主要如下:

1) 绑扎伤口近心端:可用绳子、胶带、裤带、鞋带、布条等在伤口的近心端距离伤口 3～5cm 处绑扎,松紧以能压迫静脉而不影响动脉为度,每 15～20 分钟放松 1～2 分钟,2 小时后松绑。绑扎期间完成伤口清理。

2) 扩创排毒:① 扩创冲洗伤口:用肥皂水、清水、茶水或 1:5000 高锰酸钾溶液反复冲洗伤口,在医院条件下应及时挑去残留毒牙,蛇咬伤在 24 小时以内者,在咬伤的伤口周围做纵形、放射形或"十"字形长约 1～2cm 的切口,反复冲洗伤口。② 排出创口毒素:挑出毒牙或切开伤口后,立即从伤口近心端向伤口方向反复挤压 15～20 分钟;可用随身携带的茶杯对伤口拔火罐(先在杯内点燃一小纸团,然后迅速将杯口紧扣在伤口上,利用杯内产生的负压吸出毒液),或用嘴吸吮伤口(口腔应无破损),边吸边吐,以清水漱口;在医院内可用吸引器多次反复抽吸,尽量吸出未吸收的毒液。

3) 局部降温:将伤肢浸于冷水中或用冰袋降温,使局部血管收缩,减少毒素吸收。

(3) 局部用药 伤口清创排毒后,遵医嘱可于局部注射胰蛋白酶,并用普鲁卡因注射液加氢化可的松做伤口的环形封闭,或用相应的蛇药行局部敷贴。

(4) 建静脉通路 嘱患者多饮水,并建静脉通路,积极遵嘱补液抗休克。

(5) 应用抗蛇毒血清 尽早应用相应的抗蛇毒血清,若一时不能辨别是何种蛇毒中毒,则应用多价抗蛇毒血清。一般采用静脉注射,使用前做过敏试验,阳性者行脱敏注射,并做好抗过敏性休克的抢救准备。

(6) 对症护理 患者予吸氧,并遵医嘱积极止惊、抗休克等对症治疗,做好相应的护理。

(7) 监测生命体征 监测患者意识、呼吸、血压等生命体征,注意维持呼吸道通畅。

(8) 移除肢体上可能的束缚物 将患者肢体上的首饰如戒指、手镯等及时移除,以免加重伤肢肿胀或伤肢高度肿胀后引起嵌顿,导致肢体远端缺血坏死。

(9) 安全转诊 被毒蛇咬伤者经积极伤口处理和全身对症治疗后,应及时转送专科医院作进一步的治疗,转送途中监测生命体征,注意呼吸、循环功能的维持。

4. 被毒蛇咬伤患者的社区急诊护理程序(图 3-24)

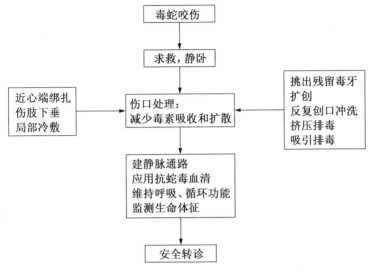

图 3-24　被毒蛇咬伤患者的社区急诊护理程序

学习心得：＿＿＿＿＿＿＿＿＿＿＿＿＿＿＿＿＿＿＿＿

＿＿＿＿＿＿＿＿＿＿＿＿＿＿＿＿＿＿＿＿＿＿＿＿＿＿

＿＿＿＿＿＿＿＿＿＿＿＿＿＿＿＿＿＿＿＿＿＿＿＿＿＿

＿＿＿＿＿＿＿＿＿＿＿＿＿＿＿＿＿＿＿＿＿＿＿＿＿＿

＿＿＿＿＿＿＿＿＿＿＿＿＿＿＿＿＿＿＿＿＿＿＿＿＿＿

二维码 3-47

蛇咬伤
急诊护理

十三、犬、猫等动物咬伤

随着人们生活水平的不断提高,养犬、猫等宠物的人越来越多,被犬、猫等动物咬伤的发生率也相应增加。被犬、猫等动物咬伤后,人有可能感染狂犬病病毒而引发狂犬病,而狂犬病(又称恐水症)缺乏特效的治疗方法,病死率几乎高达 100%,因此防止被犬、猫等动物咬伤和咬伤后正确的伤口处理是预防此病的关键措施。

1. 狂犬病临床特征

狂犬病的传染源主要是犬类,其他有猫、狼、狐狸等,传播途径主要是被携带狂犬病病毒的动物咬伤或舔伤口而传染,通常在 1～2 个月的潜伏期后发病,潜伏期短于 15 天和超过 1 年者均为罕见,超过 1 年者不足

1%,也有报道在数年后发病。先在愈合的伤口周围出现麻木、痛、痒和蚁爬感,继而出现头痛、恐惧不安,对声、光、风、水敏感,并有喉部紧缩感,口角流涎,出现三怕症(怕水、怕风、怕光),轻微刺激可引起喉肌痉挛、呼吸困难,全身阵发性痉挛,患者因呼吸、循环衰竭而死亡。

2.被犬、猫等动物咬伤与狂犬病发病的关系

被犬、猫等动物咬伤后是否得病,取决于以下因素:

(1)动物是否带有狂犬病病毒及病毒含量   如果动物没有携带狂犬病病毒,就不会得狂犬病。一般来说动物发病后期,其唾液含病毒多,易发病。

(2)咬伤程度   大面积深度咬伤要比伤口很小的浅表咬伤容易发病,多部位咬伤也比单一部位咬伤容易发病。

(3)咬伤部位   咬伤头、面和颈部等靠近中枢神经系统的部位,比咬伤四肢者的发病率要高。

(4)伤口处理情况   正确及时地处理伤口,是防治狂犬病的第一道防线,如果及时对伤口进行了正确处理,及时接种疫苗,则可大大减少发病的危险。

(5)机体抵抗力状态   抵抗力低下者易发病。

3.被犬、猫等动物咬伤后的社区急诊护理

(1)正确处理伤口

1)冲洗伤口:被犬、猫等动物咬伤后,应就地立即进行伤口冲洗。用20%肥皂水或0.1%新洁尔灭溶液反复冲洗伤口30分钟,如果伤口闭合,应掰开伤口,注意冲洗伤口底部及伤口周围,同时可从伤口周围向伤口方向挤压,边挤压边冲洗,尽量去除动物的唾液和污血。肥皂水和新洁尔灭不可混合使用。

2)消毒伤口:伤口冲洗后,用2%的碘酒涂擦,然后再用75%的酒精脱碘。

3)伤口注射抗狂犬病病毒血清:如确系被病犬、病猫等咬伤,咬伤部位在头颈部、手指或严重咬伤时,还需用抗狂犬病病毒血清在伤口及周围行局部浸润注射。

4)伤口一般不予缝合或包扎。

(2)接种疫苗   于咬伤当天及第3、7、14、30天各注射一针(2mL)狂犬疫苗,儿童用量相同;对于咬伤部位为头面颈部、手指及严重咬伤者,在当天联合使用抗狂犬病病毒血清(咬伤局部浸润注射),并在第0、3天注

射加倍量狂犬疫苗,在全程注射后的第 15、75 天或第 10、20、90 天加强注射。

（3）做好心理护理 被犬、猫等动物咬伤后,如果能及时进行正确的伤口处理和按时预防接种,可有效预防发病。应向患者说明伤口处理及接种疫苗的重要性,一方面减少其对此的恐惧,同时也促使其按时全程接种疫苗。

（4）其他处理 遵嘱注射破伤风抗毒素,同时注意预防伤口感染。

4.被犬、猫等动物咬伤患者的社区急诊护理程序(图 3-25)

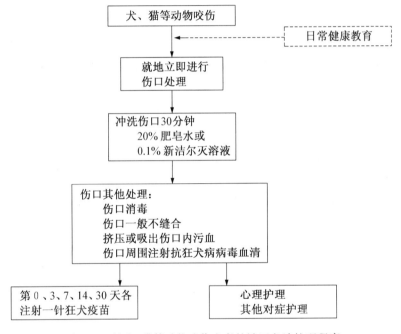

图 3-25 被犬、猫等动物咬伤患者的社区急诊护理程序

学习心得:_____

_____

_____

_____

_____

二维码 3-48

犬、猫等
动物咬伤

十四、毒虫蜇(咬)伤

被毒蝎、毒蜘蛛、蜂类、蜈蚣蜇(咬)伤是社区常见急诊,轻者表现为局部红、肿、疼痛,重者可引起严重的全身中毒症状或过敏性休克、喉头水肿而危及生命。

1.毒虫及其毒素与中毒表现

(1)毒蝎　我国常见有两种毒蝎,即问荆蝎(全蝎)和钳蝎(东北蝎)。毒蝎通过尾刺注入毒液而致人中毒,其毒液称蝎毒素,属神经毒性蛋白,对呼吸中枢有麻痹作用,对心血管中枢先兴奋后抑制,还可有类似毒蛇血循毒素的成分,使心肌受损,引起低血压,甚至休克等。钳蝎分布于长江以北;问荆蝎分布于长江南北,其毒力相当于眼镜蛇蛇毒,可危及生命。被毒蝎蜇伤,轻者只有局部烧灼痛、红肿、麻木,重者可有全身中毒症状,可因心肌、呼吸肌麻痹而死亡。

(2)毒蜘蛛　蜘蛛种类很多,绝大多数蜘蛛有毒,但能引起中到重度中毒反应的毒蜘蛛如黑寡妇蜘蛛、狼蜘蛛、跳蜘蛛等主要分布在热带和亚热带地区。毒蜘蛛咬人时毒腺分泌的毒液通过尾钩的刺注入伤口,这些毒液有神经毒素和溶血毒素,刺激神经系统,导致组织损伤,引起肌肉痉挛、组织坏死及全身中毒症状。被毒蜘蛛咬伤的部位以手足为多,局部伤口疼痛、红肿、皮肤坏死结痂,重者出现恶心呕吐、肌肉痉挛、呼吸困难、昏迷、中枢麻痹等。

(3)蜂类　常见蜂类有蜜蜂、马蜂、大黄蜂、胡蜂等,大多数蜂类尾端有一对螫针和一根毒刺,与其腹部毒腺相通,毒刺刺入皮肤即可将毒液注入人体。蜜蜂的毒刺由于与腹部连接不紧密,刺入人体皮肤后即留在人体伤口内;黄蜂等大多将毒刺缩回。蜂毒的主要成分有组胺、磷酸酯酶A、透明质酸酶、缓激肽等多种酶类、胺类及肽类等。被单个蜂蜇伤多出现局部症状,如红肿、痒、痛、皮肤发紧感等;若被群蜂蜇伤,则可引起溶血、出血、神经毒作用和中毒性肝病、肾损害等,蜂毒还可引起过敏性休克而危及生命。

(4)蜈蚣　蜈蚣又称百足,其第一对足称毒螯,蜇人时,毒螯分泌毒液进入人体。毒液含有组胺样物质、溶血性蛋白及蚁酸等,可引起局部红肿、灼痛、奇痒,还可引起淋巴管炎和组织坏死,全身中毒症状一般不重,有头痛、眩晕、恶心呕吐,重者可发生昏迷,少数可引起过敏性休克。

2.毒虫蜇(咬)伤患者的社区急诊护理

(1)局部伤口处理

1)去除毒刺:被蜂类、蝎子蜇伤如有刺断在伤口里,可用针慢慢剔出。

2)伤口冲洗:被咬后应马上用肥皂水或高锰酸钾溶液冲洗伤口。

3)排毒:从伤口周围向伤口方向挤压,或行吸引,以排出毒液,减少毒素吸收。

4)绑扎:被毒蝎、毒蜘蛛及大蜈蚣蜇(咬)伤,也可在伤口近心端进行绑扎,同时进行伤口局部处理,以减少毒素的吸收,具体方法同毒蛇咬伤的伤口处理。

(2)局部止痛及用药　1%普鲁卡因局部封闭能有效减轻局部疼痛。此外,黄蜂毒液呈碱性,可于伤口上涂醋等弱酸液体;蜜蜂毒液呈酸性,可在伤口上涂氨水;蜈蚣越大,毒性越强,冲洗后在创面上涂上雄黄和明矾等研成的细末;被蝎子蜇伤可用醋调明矾末外敷伤口;也可局部冷敷止痛。

(3)对症处理　全身症状重者,建静脉通路,遵嘱对症治疗,如抗毒、抗过敏、抗休克、抗感染、强心、止痉等。

(4)多饮水,清淡易消化饮食,注意休息。

(5)安全转诊　以局部症状为主者,一般不需要转诊,如患者出现休克、心力衰竭及中枢神经损害等严重情况,在应急处理后应及时转送上级医院进一步治疗。

3.毒虫蜇(咬)伤患者的社区急诊护理程序(图 3-26)

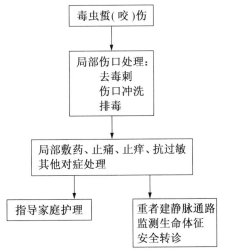

图 3-26　毒虫蜇(咬)伤患者的社区急诊护理程序

二维码 3-49

毒虫蜇
（咬）伤

学习心得：_____
_____
_____
_____
_____
_____

第四章 社区灾害性事件救护与遇险生存

第一节 灾害性事件的救护

灾害包括自然灾害和人为灾害。从人类诞生的那一刻起，自然灾害就与人类相伴。随着人口的膨胀、工业的发展，人类不合理开发利用自然而造成的环境污染，使人为的灾害性事件不断发生。社区护士不仅需要自身掌握救护、预防的基本知识和技能，还应做好社区健康教育，让人们懂得常见灾害性事件的防范和自救知识，同时需组织现场救护，开展灾后心理危机干预和灾后防疫，设法将损害程度降到最低。

一、火 灾

火灾是平时常见的灾害性事件，不仅给个人、家庭和国家财产造成巨大损失，而且常常危及生命。因此，作为社区护士，了解火灾发生的原因、预防措施，掌握灭火方法，正确救护火灾烧伤人群并对社区人群进行火灾预防和自救知识的教育，是十分必要的。

（一）火灾原因及预防

发生火灾常见的原因有电器使用不当、生活用火不慎、烟花爆竹及烟蒂引燃、易燃物品起火以及电路老化、施工不当、雷电起火、人为纵火等。

预防火灾，首先要加强宣传教育，提高群众防火意识，普及灭火知识和火灾自救知识；此外要加强消防管理制度，各种房屋设施符合消防要求，维护和保证消防器材的完好状态；同时加强易燃易爆物品的管理及消防队伍建设，尽量减少火灾的发生和及时灭火。

（二）火灾自救

火灾造成死亡的直接原因有:窒息死亡(这是致死的首要原因)、被火烧死、跳楼摔死等。火灾发生后,采取适当的方法脱险是减少死亡的有效办法。

1.警觉火灾征兆

焦味和烟是火灾最为常见的征兆。燃烧物发出的味道能传到较远的地方,特别是一些塑料、橡胶、海绵等化工制品燃烧产生的焦味更浓。因此,闻到焦味、看到烟,要警惕是否发生了火灾,特别是在一些公共场所,要懂得觉察危险,及时逃生。

2.扑灭小火

发生火灾,如果火势不大,应奋力将火扑灭,避免酿成大火。

3.迅速撤离火灾现场

突遇火灾,要保持镇定,迅速判断危险地点和安全地点,决定逃生办法,尽快撤离险地。

（1）勿贪财物

火灾中不把宝贵的逃生时间浪费在寻找、搬离贵重物品上,要知道,人的生命最宝贵。

（2）积极寻找多种逃生方法

1）安全出口逃生:发生火灾时,首先应该想到通过安全出口迅速逃生。在公共场所发生火灾,一定要绝对服从专业人员的指挥,有序疏散,切勿蜂拥而出,造成出口堵塞,甚至人员伤亡。如出口堵塞,此时应果断放弃从安全门出逃的想法,选择其他出逃途径。

2）窗口逃生:楼层低者可直接从窗口跳出;在二三层时尽量用手抓住窗台往下滑,双脚着地,以尽量缩小高度;利用绳索或用床单、窗帘等卷成长条制成安全绳,用于滑绳自救;利用落水管逃生。

3）辅助通道逃生:高层建筑火灾可利用消防电梯、楼梯进行逃生;也可利用建筑物的阳台、通廊、避难层及室内设置的缓降器、救生袋、安全绳等逃生。切不可乘普通电梯,因为在高层建筑中,电梯供电系统在火灾时随时会断电。

4）谨慎跳楼:若生命还未受到严重威胁,要尽量冷静地等待消防人员的救援。跳楼会导致人体受伤甚至死亡,因此要慎之又慎,不跳楼即被烧死的情况下,才选择跳楼逃生。跳楼时尽量往救生气垫中部或有水池、软雨篷、草地等的方向跳,如有可能,尽量抱些棉被、枕头、沙发垫等松软物品或打开大雨伞跳下,以减缓冲击力。

（3）避免呛入浓烟

1）弯腰或匍匐前行:逃生经过充满烟雾的地方,因为烟气较空气比重小而飘于上部,应弯腰或贴近地面匍匐前行撤离,避免烟气吸入。

2）蒙鼻、使用隔热护具:穿过烟火封锁区,用湿毛巾或口罩蒙鼻,防止火场浓烟呛入,同时用湿棉被、湿毯子等将头、身裹好,再冲出烟火区。

3）避免大声呼喊,以防吸入大量浓烟。

4.等待救援

如逃生通道被切断且短时间内无人救援时,应关紧迎火门窗,打开背火门窗,用湿布或棉被等塞堵门缝,并不停地用水淋透房间,固守房内,直到救援人员到达;如果被烟气窒息失去自救能力,应努力滚到墙边或门边,便于救援人员寻找和营救,因为消防人员进入室内都是沿墙壁摸索行进的,同时也有利于防止房屋结构塌落砸伤自己。

5.发送求救信号

通过手机等与外界联系,如现场无电话,在等待过程中,及时发出求救信号,积极寻求援助。白天,可以向窗外晃动鲜艳衣物或向外抛轻型耀眼的东西;晚上,可用手电筒不停地在窗口闪动,或敲击东西,或向外摇晃蜡烛等,以引起救援人员的注意,及时得到救护。

（三）现场救护

1.脱离热源,迅速降温

火已及身,切勿奔跑或用手拍打,应赶紧脱掉衣服或就地打滚,压灭火苗,或向身上浇水或喷灭火剂。用冷水持续冲洗浸泡 20～30 分钟,起到快速降温、减轻损伤程度的作用,同时还起到止痛作用。

2.保持呼吸道通畅

迅速清除口鼻异物,保持呼吸道通畅。

3.检查伤情

注意有无颅脑及胸腹腔脏器的损伤,有无中毒,如有中毒应立即针对中毒原因,采取相应措施解救。有合并大出血和骨折,应立即采用压迫止血,并简单固定骨折防移位。

4.防止创面感染,及时转送医院

烧伤创面一般不作处理,不弄破水疱,用干净的被单包裹送往有烧伤专科的医院。尽量不用止痛药,以免掩盖病情。

学习心得:_____

_____

二维码 4-1

_____

火灾救护

_____

_____

二、地　震

（一）地震先兆

地震是地球内部长期积累的能量突然释放的一种运动形式,是世界上最严重的自然灾害之一。在地震特别是强烈地震之前,总会出现一些异常现象。通常将地震之前发生的与地震有密切联系的异常现象称为地震先兆。常见的地震先兆有以下一些:

1.地下水异常

地下水出现水位升降和各种物理、化学性变化,使水变味、变色、浑浊、浮油花、冒气泡等。由于地下水与河流之间存在互相补给的关系,震前地下水的变化,也会引起河水流量的变化。地下水的异常变化,是一种很重要的地震前兆现象,是目前预测地震的重要手段之一。

2.动物异常

发生地震前,一些动物如家畜、家禽、穴居动物(如鼠、蛇、黄鼠狼)、水生动物及昆虫等会出现一些反常现象,大体如下:① 兴奋型表现,如惊恐不安、不进圈、狂叫、逃窜、惊飞、群迁等;② 抑制型表现,如行动迟缓、发呆发痴、不肯进食等;③ 生活习性改变,如冬眠的蛇出洞、老鼠白天活动不怕人、大批青蛙上岸活动等。

3.地光

地光的颜色很多,有红、黄、蓝、白、紫等;地光的形状不一,有呈片状、球状或电火花似的;地光出现的时间一般很短,往往一闪而过,不易观察。

引起地光的原因尚不清楚,可能是地震前地电和地磁异常,使大气粒子放电发光所致,也可能是放射性物质的射线流从地下的裂缝中射出,在低空引起大气电离而发光。

4.地声

地震前数分钟、数小时或数天,往往有声响自地下深处传出来,人们习惯将它称为地声。一般来讲,地声声音越大,声调越沉闷,那么地震也越大;反之,地震就小。地声多数在地震前数分钟出现,是重要的临震信号。

5.前震

有的大地震发生之前,会发生一系列小地震,多者可达几十至几百次,称为前震。前震一般发生于地震前几天或几小时内。

(二)地震自救

1.保持镇定,就地避震

震中及其附近地区,从地震发生到房屋倒塌,一般有十几秒左右的时间。地震发生时,应当保持清醒的头脑,在短时内作出正确躲藏的抉择。远震常以左右摇摆为主,而且震动小,震害比较轻,对人身安全不会造成威胁。遇强烈破坏性地震,如果住在平房,可迅速跑到门外;如果住在楼房,应立即切断电源,关掉煤气,并迅速躲藏,不能夺窗跳楼,因为一是时间不够,二是跳楼同样会造成伤害;集体场所,应先找藏身处,震后迅速撤离到安全区域,千万不能乱冲乱撞、盲目外逃,以免造成不必要的伤亡;在室外时,不能在地震时冒险入室救人或取物,应等地震危险期(约1分钟)过后,再设法救护。

(1)室内避震方法　①躲藏在坚实的家具下或墙角处,最好能躲藏在承重墙较多、开间较小的厨房、卫生间等处,因为这些地方房体跨度小而刚度大,加之有管道支撑,抗震性能较好;②躲到桌子或写字台下,用一条胳膊护住眼睛,另一手抓紧桌腿或写字台的一边;③集体场所可蹲在椅子或排椅之间;④车间工人可以躲在机床下或高大设备下,特殊岗位的工人要首先关闭易燃易爆、有毒气体的阀门,及时降低高温、高压管道的温度和压力,关闭运转的机器设备。

(2)室外避震方法　①迅速离开变压器、电线杆、围墙、狭窄巷道等,跑到比较开阔的空旷地区躲避;②用身边皮包或柔软物品顶在头上,或用手护头,防高楼坠物砸伤;③在山坡上遇山崩或滚石,千万不能跟着滚石往山下跑,应沿垂直于滚石流的方向奔跑;④ 在有毒气体的化工厂旁,要朝其上风(逆风)向跑,并用湿布捂住口鼻;⑤ 在海边要尽快向远离海岸线的高处转移,避免地震可能产生的海啸袭击。

地震会带来许多次生灾害,如水库决堤、油库燃烧等,每个人都应根据不同情况,灵活应对。

2.废墟下求生

(1)尽量避免新的伤害　震后应稳定情绪,判断周围环境,避免无效挣扎造成新的伤害。要注意用手或衣服等捂住口鼻,以防被烟尘窒息;尽可能地清除压在身上的物体,用砖头、木头等支撑住可能塌落的重物,尽量扩大"空间"。

(2)设法与外界取得联系　仔细倾听周围有无人,如有人,则可呼喊求救,或用砖头等敲击铁管、墙壁,与外界取得联系。不要盲目大喊大叫,以免徒耗体力,增加死亡的危险。

(3)设法自行脱险　先观察有无通道或光亮,然后试着排开障碍,开辟通道,朝着有光线和空气的地方移动。

(4)耐心等待救援　如自行逃生有困难,或周围环境不适于自行脱险,则应保存体力,寻找食物和水,等待救援。

(三)现场救护

1.正确、及时救援

救援时先易后难,讲究方法,避免乱挖乱扒以及强行硬拉,以防意外损伤。在废墟中救伤员时,先确定头部,快速、轻巧地暴露头部,清除灰土,再暴露胸腹,保持呼吸道通畅,如有窒息,立即进行心肺复苏(详见第二章第一节)。

2.检查伤情

地震中由于重物砸、压、埋造成机体损伤,其中骨折占第一位,其次为软组织损伤、挤压综合征等,颅脑损伤也是常见的死亡原因。先快速检查伤员,初步确定伤情,作必要的现场处理。

3.止血、固定、搬运

出血者先止血;肢体骨折者固定伤肢;脊柱骨折者需整体搬运,用硬板运送,以防骨折移位造成新的损伤。

4.保护伤口

保持创面清洁,用干净纱布包扎创面,遇大面积创伤或疑有产气杆菌污染时,及时送医院进行清创、治疗。

5.及时送医院进一步处理

参照不同伤势、伤情进行分类、分级,及时有序送医院作进一步处理。

学习心得: ＿＿＿＿＿＿＿＿＿＿＿＿＿＿＿＿

＿＿＿＿＿＿＿＿＿＿＿＿＿＿＿＿＿＿＿＿＿＿＿

＿＿＿＿＿＿＿＿＿＿＿＿＿＿＿＿＿＿＿＿＿＿＿

＿＿＿＿＿＿＿＿＿＿＿＿＿＿＿＿＿＿＿＿＿＿＿

＿＿＿＿＿＿＿＿＿＿＿＿＿＿＿＿＿＿＿＿＿＿＿

二维码 4-2

地震救护

三、水　灾

（一）水灾预防

1.提高防水患意识

加强宣传力度,增强公民防水患意识;植树造林,防止人水争地。

2.提高抗水灾的能力

加强水利工程和防洪基础设施建设,同时建设防灾抢险应急系统,提高抗灾能力。

3.加强监测和预报

利用多种科学手段,正确进行水情预报,对一般暴雨和洪水灾害做到早准备、早防御,使损失减少到最低。

（二）水灾自救

1.做好洪水前的准备工作

易发水灾地区,在洪水来临之前,随时收听洪水警报,及时了解水位上涨情况及可能影响的地区,做好应急准备。

（1）保护住所　在可能的情况下,修筑或加高加固围堤。

（2）选择避难场所　选择高处避难,如牢固的屋顶、大树上筑的棚、搭建的临时避难台等。

（3）食物、用物准备　宰家畜制成熟食,准备充足的食品;衣被等御寒物品放到高处保存;票款、首饰可缝在衣物中;医药、取火物品做好防水包扎;保存好通信用物;不便携带的贵重物品可做防水包扎后埋入地下或置于高处。

（4）逃生用物准备　扎制木排,或用木盆、木块等制成救生设备以备急需时用。

2. 及时撤离

（1）若预警有大型水灾,应组织居民提前有序撤离。

（2）水灾发生时,处于水深0.7～2m的淹没区或洪水流速大,难以在其中生活的居民,应及时撤离。撤离时避免混乱,应做好宣传,有组织有秩序地按照最佳路线转移。

3. 水中逃生

如果来不及转移,不应惊慌失措。不会游泳的人可抓住木块或坐在门板、木盆上,让其漂浮,等待救援。会游泳的则应帮助不会游泳者,设法共同逃生。如被困在建筑物内,则应做好一些应急准备,如准备小木筏等,除非大水可能冲垮建筑物,或水面淹过屋顶迫使撤离,否则应留守原地等待救援。遇山洪暴发,要向行洪道两侧避开,千万不能待在山脚下。

（三）现场救护

水灾遇难以窒息为主,此外,在洪水冲撞中可能合并其他损伤。溺水急救,首先应快速清除口鼻内污泥,排出气道内积水,然后进行心肺复苏。

（四）灾后防疫

灾后条件艰苦,卫生设施差,人的抵抗力下降,易引起传染病,特别是消化道传染病的流行,因此水灾后防疫工作十分重要。

1. 保证水质

选择好水源,检验水质,消毒饮用水,特别是以水井水作为水源时,要注意消毒并保护周围环境。

2. 注意环境卫生

不随地大小便,并进行必要的环境消毒,消灭苍蝇、蟑螂,家畜家禽的尸体在打捞、搬动和掩埋过程中注意卫生防护,并搞好临时住处的环境卫生。

3. 注意个人饮食卫生

不喝生水,饭前便后洗手,餐具可煮沸消毒,防苍蝇、蟑螂。

4.提高机体抗病能力

灾后做好心理危机干预工作,保持良好的心态,注意维持正常的饮食起居,以提高机体的抗病能力。

学习心得:＿＿＿＿＿＿＿＿＿＿＿＿＿＿＿＿

＿＿＿＿＿＿＿＿＿＿＿＿＿＿＿＿＿＿＿＿＿＿

＿＿＿＿＿＿＿＿＿＿＿＿＿＿＿＿＿＿＿＿＿＿

＿＿＿＿＿＿＿＿＿＿＿＿＿＿＿＿＿＿

二维码 4-3

水灾救护

四、灾后心理危机干预

由于灾难的不可预知性、不可抗拒性及其所造成的毁灭性后果,突然的、强烈的刺激,特别是那些后怕的、残酷的悲剧场面,易引起个体的心理防御机制失控,造成极大的心理创伤。

1.灾后心理危机

重大灾害性事件可诱发各种心理障碍,主要有调适障碍(adjustment disorder)、急性应激障碍(acute stress disorder)、极度应激障碍(disorder of extreme stress)和创伤后应激障碍(post-traumatic stress disorder, PTSD)。前三种应激障碍多伴随灾害事件而发生,持续时间较短,具体表现有:① 震惊、恐惧、哀伤、无力、无助、无望、悲痛、愤怒等情绪反应; ② 感知觉异常、记忆力下降、逃避回忆、价值感缺失、自责、注意力不集中、思考与理解困难、对工作和生活失去兴趣等认知障碍;③ 心悸、胸闷、食欲下降、肌肉抽搐、疲乏、头晕、头痛、失眠等生理反应;④ 下意识动作、坐立不安、举止僵硬、拒食或暴饮暴食、酗酒、攻击、强迫等行为异常,严重者可出现精神崩溃、自伤或自杀等。

创伤后应激障碍是突发灾害性事件所导致的长期心理创伤,常于灾难发生的数月或数年后发生。根据美国《精神障碍诊断与统计手册》的诊断标准(DSM-Ⅳ),PTSD 的诊断标准有:个体必须经历过严重的、危及生命的创伤性应激源的刺激;出现持续性的重度创伤体验,反复痛苦回忆、噩梦、幻想以及相应的生理反应;个体有持续性的回避与整体感情反应麻木;有持续性的警觉性增高,如情绪烦躁、入睡困难等;且以上症状持续至少 1 个月,并导致个体明显的主观痛苦及社会功能受损。

2. 灾后心理危机干预

危机干预(critical intervention)是指帮助个体化解危机,支持、帮助个体较好地应对以渡过危机。心理危机干预的主要目的是降低急性的、剧烈的心理危机和创伤的风险,稳定和减少危机或创伤情境的直接严重的后果,促进个体从危机和创伤事件中康复。

(1) 灾后心理危机干预对象　灾后心理危机不但危害程度大,而且波及的范围广、持续的时间长。可以说,每一个见证灾难的人都会受到影响,灾后心理危机干预的对象以灾难幸存者及其亲友、搜救者、照顾者和目击者为重点人群。此外,那些间接接触灾难的普通民众也会有哀伤、悲痛、焦虑、愤怒等情绪体验,这些心理反应和体验会持续数天、数月或更长,还可能造成长期的心理影响和深层的信念波动,这也是灾后心理危机干预不容忽视的方面。

(2) 灾后心理危机干预组织　建立灾后心理救援组织和心理救援制度是做好灾后心理救援的根本保证,可以促使心理危机干预工作有序、高效、整体地开展,使心理危机干预纳入政府救灾的工作方案之内,而不是零碎的救援活动。

在"9·11"事件后,美国建立了公共心理健康反应联合体,其主要目的是为军方、红十字会、当地心理健康机构和其他机构提供网络与信息交流的机会,以及预防不同机构之间的重叠服务,支持资源的整合以提高干预的效果。

我国各地规范性的灾后心理危机干预和救援组织需要逐步建立和完善。

(3) 灾后心理危机干预

1) 建立公共心理健康组织:依托社区卫生服务工作,以专业的心理工作者为骨干,组织社区社会工作者、志愿者,建立日常的公共心理健康组织,开展日常心理卫生知识和技能的培训,开展常规的社区心理健康工作。当灾难降临后,可较好地组织社会性的应急心理危机干预队伍。

2) 筛选和培训灾后心理危机干预队伍:灾后心理卫生救助是一项专业性很强的工作。灾后心理卫生工作所需的技巧和能力,不同于住院和门诊的临床心理工作,需要专门的筛选和训练,不仅要考虑其乐于助人和利他主义的真诚渴望,还要考虑其人格特质和社交技巧等基本素质。一般来说,灾后心理卫生工作队伍包括以下两类人员:① 由心理卫生专家组成的专业工作队伍;② 针对具体灾难发生后经筛选和培训的长期性工作队伍,一般由社会工作者和志愿者组成。两类人员协同合作,共同做好灾后心理康复工作。

3）心理危机评估：心理危机评估是整个心理危机干预的前提，主要评估个体经历的突发事件，生理、心理、社会状态及个体的应对方式，了解个体的危机情境和反应，根据个体认知、情感和行为方面的功能水平，判断个体心理危机严重程度和所处的阶段。心理危机评估贯穿干预的始终。

4）建立有效的沟通倾诉渠道：结合当时当地实际情况，建立灾后有效的沟通倾诉渠道，如电话危机服务、上访危机服务、移动危机服务以及其他服务方式，也可通过其他有效的媒体中介，与危机个体保持较好的接触。

5）灾后心理危机干预措施：① 指导情绪宣泄：鼓励危机个体用语言表达内心的感受，指导选择适当的情绪宣泄途径，减轻焦虑等情绪；② 改变认知：帮助个体改变对灾难和创伤的错误思维和信念，校正错误的思维方式和不合理的认知，特别是改变非理性的认知和自我否认；③ 寻求社会支持：提供心理援助的信息，强调个体自身对其行为和决定所负有的责任，利用环境资源，寻求社会支持，帮助个体建立积极的心理应对策略；④ 信息支持：提供有关事件本身的信息，强化正经历的焦虑与恐惧的合理性，鼓励他们在群体和个人场合表达自身的情感（对年幼的孩子主要通过画画或玩耍来表达），增强个人和家庭的应对能力；⑤ 系统脱敏疗法：利用电视等重现灾害场面，诱导逐步适应，以改变认知，走出灾难阴影。

6）提供生活、医疗保障：灾后提供必要的生活保障和医疗服务也是心理危机干预的重要内容，应在政府救灾组织的统一指挥下有序、合理地进行。

3.社区护士在灾后心理危机干预中的作用

社区护士是灾害性事件医疗救护和心理危机干预队伍中的一员，社区护士在灾后心理危机干预中的作用主要有：评估并发现心理障碍者；提供心理服务的信息，并安全转诊；提供一定的心理干预服务；组织、协调社区支持等。

学习心得：_____

_____

_____

_____

_____

二维码 4-4

灾后心理
危机干预

第二节　遇险生存

　　遇险生存是指在各种恶劣环境中利用和创造一切条件,改善自身状况,应付急需,维持生命,自力脱险或等待营救的活动过程,根据遇险者当时所处的环境可分为海上生存和陆地生存。陆地生存又可分为沙漠生存、寒区生存、热带丛林生存和高原生存等。遇险生存是一门综合性学科,它与许多基础学科、应用学科及工程技术学科有着密切的联系,主要研究海上、寒区、高原等恶劣环境的特点及其对机体的影响及防护措施。

　　遇险生存的成败,取决于营救的速度、环境恶劣程度和个人生存能力。普及在恶劣环境下的生存知识和技能,对提高生存能力具有重要意义。下面简要介绍海上、沙漠、寒区、高原生存的基本知识和技能。

一、海上生存

　　海上生存主要面对淹溺、冷水浸泡、缺乏淡水和有害生物侵袭的威胁。

　　1.正确使用各种救生漂浮器材

　　海上航行或海上作业时要确保救生物品齐全和功能正常。落水前穿好救生背心或救生颈套,用浮力支持身体。海水中遇险者最理想的姿势是人体轴线与水平面成 30°~45°夹角;尽早爬上救生艇,遇险者在落水前应启动救生艇的充气手柄,正确上艇——先从小头抓住把手,当肘部和救生背心靠在救生艇上时,猛然踢脚,然后抓住艇大头上的进艇把手,将身体拉进艇内;若没有救生设备,可借助水面上漂浮物(如失事船只、飞机残片等)使自己的面部浮于水面,并尽量使身体放松,减少溺毙风险,增加获救机会。

　　2.尽量减少体温下降

　　及时爬上救生艇,缩短在水中浸泡的时间;使用具有抗浸和保温性能好的抗暴露服;在水中尽量借助救生背心使头部露出水面,采取“蜷缩”姿势,减少挣扎和游泳。如有多人同时落水,则应相互紧紧抱在一起,以减少与海水的接触面积,减少体热散失。游泳或猛烈挣扎,会加快体温下降速度。虽然运动可产热，但运动使人体周围已被体温加热的水层不断流失，加速了散热。除非可以通过游泳迅速到达安全地点，否则游泳是不利的。

3.设法供水

使用救生包中的海水脱盐剂；应用雨水、露水；鱼、海鸟的血液；在海边可用锅煮海水来收集蒸馏水；冬季可取海水置于容器内使之结冰，冰块基本上是淡化的。饮海水尽管目前尚有争议，但在没有淡水的情况下，少量饮用海水也不失为一种应急办法。

4.设法捕食

设法用各种方法捕获鱼、海鸟、虾及贝类、海藻等食物。注意防止食用有毒鱼类。

5.防有害生物侵袭

（1）避免鲨鱼攻击　尽快登上救生艇（筏），不把带血的物品抛入海中，避免吸引鲨鱼；水中遇鲨鱼，切勿惊慌，当必须游泳时，要有节奏地轻轻击水游动，避免激惹鲨鱼；在与鲨鱼搏斗时，可用木棍或硬物猛击其鼻子、眼、鳃等要害部位，赶走鲨鱼；此外，在不得已时潜入水下吹气泡、在水下呼喊，有时也可奏效。

（2）避免海蛇伤人　在海岸岩石周围活动时，要特别注意，见到海蛇尽量避开，不要靠近和触碰它。

（3）被章鱼触手所缠　可用拳头或器械猛击章鱼两眼之间稍高一点的章鱼中枢神经部位。

（4）被有毒鱼类刺伤　进行伤口清洗，防毒素扩散。

学习心得：＿＿＿＿＿＿＿＿＿＿＿＿＿＿＿＿＿＿＿＿＿

＿＿＿＿＿＿＿＿＿＿＿＿＿＿＿＿＿＿＿＿＿＿＿＿＿＿＿＿

＿＿＿＿＿＿＿＿＿＿＿＿＿＿＿＿＿＿＿＿＿＿＿＿　二维码 4-5

＿＿＿＿＿＿＿＿＿＿＿＿＿＿＿＿＿＿＿＿＿＿＿＿　海上生存

＿＿＿＿＿＿＿＿＿＿＿＿＿＿＿＿＿＿＿＿＿＿＿＿＿＿＿＿

二、沙漠生存

急性脱水是沙漠遇险者最大的威胁。沙漠遇险者应就地等待营救，在下列情况下则自力脱险：① 确有把握走到附近的居民区或其他安全的地方；② 肯定不会有人来营救，坐以待毙，不如死里逃生。

1.减少失水

（1）遮阴　最好是自然阴影处，如岩石突出部、岩洞处、飞机机翼下、汽车下或挖沙坑，设法将遮阴布如降落伞、汽车帆布等支撑在沙坑上面，双层布隔热效果更好。

（2）减少辐射　如无法避开太阳辐射，则宜采用坐姿，坐姿比卧姿可减少受太阳照射的面积，减少出汗。

（3）减少汗液蒸发　穿着服装，尽量让衣服包裹全身，戴帽子或裹头巾，使颈部和头部完全包住，合适的服装既不影响皮肤散热，又可隔断外界的热空气，防止热辐射，减少汗液蒸发。

（4）减少体力活动　避免重体力劳动，必要的工作放在夜间或阴天做，行走应选择在清晨或傍晚。

（5）节约有限的水分　少饮多餐，最好在清晨或黄昏时喝水，在炎热时喝水会导致大量汗液丢失。尽量减少每次喝水量，延长喝水间隔，以减少尿液排放量。

2.寻找水源

（1）寻找水源　在潮湿、长有植物的低洼处挖坑，或在野生动物活动区附近寻找水源。

（2）从植物中取水　仙人掌的果、未成熟的丝兰花等都含有较高的水分，仙人掌的汁丰富，是较好的替代水源。

（3）收集露水。

（4）淡化咸水　沙漠中的水大多是盐碱水，不能直接饮用，可用蒸馏或在冬天用结冰的方法淡化。

3.寻找食物

可用陷阱、绳索等捕猎动物。昆虫用火烤着吃也是一道美味；可食用的植物如沙拐枣、沙枣等也可用来充饥，但要避免有毒的植物，一般不能采集有乳液的植物，也不要采集任何红色的豆，不认识的植物尽量不随便采摘。

4.防沙暴

遇沙暴是极为可怕的事,但一定要镇定。在沙暴到来之际,应记住前进方向或做好标记,背向沙暴卧倒在地上,如让骆驼卧倒,自己趴在骆驼背风侧,是最明智的做法。千万不能躲在沙丘的背面,因为沙丘是不固定的,它是一座活动的坟墓,会在不知不觉中将你活埋在里面。同时也不能骑着骆驼奔跑,这样很容易迷失方向。

学习心得:_____

_____

_____

_____

二维码 4-6

沙漠生存

三、寒区生存

寒区对遇险者的主要威胁是体温过低,其次是冻伤和雪盲。

1.防寒保暖,防止冻伤

在大树之下或山脊上等安全地区建立藏身之处,可就地搭设简易的帐篷或挖雪洞,铺上一些干草,再放睡袋,可较好地避风、保暖,减少热量散失;尽快生火取暖,但要防止一氧化碳中毒;睡时注意头面部、耳朵的保暖,防冻伤;避免直接在雪地上坐卧、皮肤直接接触金属类物品。

2.勤活动

等待救援时,避免剧烈运动,以保存体力和热能,但要经常性地活动手足,活动面部肌肉,用手搓揉面、耳、鼻等部位,常用热水烫脚,防冻伤,同时要经常性地活动身体以驱寒意。

3.寻找食物,补充热能

寒区遇险,体力消耗大,要积极地寻找食物和进食,以补充热能。不能饮酒,虽然酒能暂时使身体产热增多,产生热的感觉,但它也会使血管扩张、增加散热,导致体温下降。

4.防雪盲

高原寒区紫外线较强,再加上雪地的反射,可造成雪盲。防护的办法是戴上护目镜,比较理想的护目镜应能同时阻挡紫外线和红外线。也可用纸片或布条等自制简易裂孔护目镜,使进入眼内的紫外线减少。

5.自力脱险

在前述注意事项下,尽力自行脱险。在雪地上行走,要尽量选雪硬的地方走;可用树枝制成雪鞋,绑在鞋子上,以减少体力消耗;若积雪深及腰部,应使身体前倾,用自己的脚和腰去推开面前的雪,如团队前进,最好大家轮流领头,减轻疲劳。

学习心得:_____

二维码 4-7

寒区生存

四、高原生存

高原环境对人体的影响,缺氧是最主要的。

1.健康准备

适应高原低氧环境,需有良好的健康状态,凡有心肺肝肾疾病、贫血及较重的高血压病患者,不宜进入高原地区。患有急性呼吸道疾病,即使是普通的感冒,也不要贸然上高原。

2.上高原地区的速度要慢

为预防高原病,登山速度非常重要,最好实行阶梯上升,逐步适应。

3.休息

初入高原者,调整好心态,面对高原反应不要紧张,多做深呼吸,少活动,多休息,不要勉强提重物,并注意保暖,以后视适应程度逐步增加活动量。高原反应较重的,予吸氧,但吸氧会延长人体适应高原的时间。

4.节制饮食

避免吃难消化的食物,少吃肉类,少食多餐不过饱,以免增加机体负荷。饮食以碳水化合物为主,富含维生素,易消化,不喝酒,不吸烟。随着环境适应能力的不断增强,循序增加食量。

5.正确喝水

初上高原,大量饮水可诱发肺水肿、脑水肿,但高原太阳辐射大、相对湿度低,呼吸增强,从皮肤和肺丢失的水分增加,不喝水也不行。正确的喝水方法为:早餐后,喝水宜喝到满足为止;劳动或运动后 2～3 小时,可小口缓慢饮水 200～300mL。注意在劳动或运动时,只有较长时间休息的时候,才可把水喝足。

6. 高原煮食

高原因气压低,水的沸点低,一般食物难以完全煮熟,宜用高压锅煮食。如无特殊炉具,可多加水,延长煮的时间,同时盖紧锅盖并在锅盖上加压重物。

7. 注意眼睛、皮肤防护

高原日光辐射强,紫外线强度大,同时高原气温低,雪覆盖时间长,日光的反射也强,要注意预防雪盲和日光性皮炎。

学习心得:＿＿＿＿＿＿＿＿＿＿＿＿＿＿＿＿＿

＿＿＿＿＿＿＿＿＿＿＿＿＿＿＿＿＿＿＿＿＿＿＿＿＿

＿＿＿＿＿＿＿＿＿＿＿＿＿＿＿＿＿＿＿＿＿＿＿＿＿

＿＿＿＿＿＿＿＿＿＿＿＿＿＿＿＿＿＿＿＿＿＿＿＿＿

二维码 4-8

高原生存

思 考 题

一、单选题

1. EMSS 的构成不包括下列哪项　　　　　　　　　　　　　　（　　）

    A. 院前急救　　　　　　　　　　B. 院内急诊科诊治

    C. 重症监护病房救治　　　　　　D. 普通病房的救治

2. 院前急救的任务不包括　　　　　　　　　　　　　　　　　（　　）

    A. 现场救护　　　　　　　　　　B. 转运

    C. 途中监护　　　　　　　　　　D. 急诊科的救护

3. 下列有关院前急救的说法不正确的是　　　　　　　　　　　（　　）

    A. 院前急救是指伤(病)员到达医院前的救治

    B. 广义的院前急救没有公众救护力量的参与

    C. 狭义的院前急救主要是指专业急救机构的救治

    D. 院前急救的目的是维持生命、减轻患者痛苦

4. 社区急诊护理的内容不包括　　　　　　　　　　　　　　　（　　）

    A. 为心搏骤停的人实施心肺复苏　B. 为骨折患者固定

    C. 为脑卒中患者呼救　　　　　　D. 为高血压患者测血压

5. 下列有关社区急诊护理描述不正确的是　　　　　　　　　　（　　）

    A. 社区护士遇到危重病患者先向社区医生汇报,根据医嘱执行操作

    B. 社区护士应掌握基本的急救知识和技能

    C. 社区护士应开展急救知识和技能的宣传

    D. 社区护士应具备常见急诊的判断能力

6. 下列有关社区急诊护理原则错误的是　　　　　　　　　　　（　　）

    A. 抢救一氧化碳中毒者应先离开中毒环境再施救

    B. 转运途中严密观察病情

    C. 发现危重病患者应立即送往医院

    D. 遇有大出血患者应先止血,再包扎

7. 在搬运疑有颈椎或脊椎骨折的患者时,下列哪项错误　　（　　）

　A. 搬运时应固定头部

　B. 避免摇摆,保持脊椎的轴线稳定

　C. 将患者固定在硬板担架上搬运

　D. 可用海绵垫抬动

8. 对于电击伤的现场救护下列叙述错误的是　　（　　）

　A. 迅速正确脱离电源

　B. 抢救者注意自身安全

　C. 重型触电者,应立即抢救,无须脱离电源

　D. 转运途中不能中断抢救

9. 下列有关社区急诊护理的特点错误的是　　（　　）

　A. 随机性强　　　　　　　　　B. 社会性强

　C. 救护条件差　　　　　　　　D. 以明确诊断为主

10. 社区急诊护理对社区护士的要求,下列哪项错误　　（　　）

　A. 具有良好的应急救护意识

　B. 具有丰富的应急救护知识

　C. 具有熟练的救护技能

　D. 不需要教育能力,但需要组织管理能力

11. 医疗救护员是指　　（　　）

　A. 对急、危、重症伤(病)员实施抢救的医护人员

　B. 各种急症、意外事故、创伤和突发公共卫生事件的第一现场目击者

　C. 参与急、危、重症伤(病)员抢救的人员

　D. 运用救护知识和技能,对各种急症、意外事故和突发公共卫生事件中的伤(病)员施行现场初步紧急救护的人员

12. 下列有关医疗救护员的说法错误的是　　（　　）

　A. 医疗救护员是一种新的职业

　B. 从事院前医疗急救的专业人员

　C. 经培训考试合格取得国家职业资格证书后才具有上岗资格

　D. 初中毕业可以申报

13. 下列有关专业医疗急救组织的说法错误的是　　（　　）

　A. 受卫生计生部门领导

　B. 负责现场救护、途中护送、医院急诊抢救

  C. 急救中心(站)由卫生计生部门按照《医疗机构管理条例》设置、审批和登记

  D. 除急救中心(站)外,其他医疗单位也可以设置"120"呼叫号码

14. 下列有关急救中心任务的说法错误的是   (   )

  A. 统一指挥日常急救工作

  B. 承担急、危、重症患者的现场救护和途中救护

  C. 只负责救护任务,急救知识的宣传、普及应由社区卫生服务中心承担

  D. 负责临时的救护任务

15. 下列有关社区卫生服务中心主要任务的说法错误的是   (   )

  A. 学习和掌握现场救护的基本知识和技能

  B. 负责辖区急救知识的宣传

  C. 转送急、危、重症患者到医院

  D. 开展组织群众自救和呼救工作

16. 下列关于我国城市院前急救模式的说法不正确的是   (   )

  A. 广州采用急救中心调度、医院分区域负责的模式

  B. 重庆采用依托一家医院为主的模式

  C. 上海采用急救中心(站)—分站—医院模式

  D. 全国统一采用联合型模式

17. 院前急救模式共有的环节不包括   (   )

  A. 通信设备   B. 运输工具

  C. 急救技术   D. 重症监护病房

18. 全国院前医疗急救呼叫号码是   (   )

  A. 999   B. 120

  C. 110   D. 119

19. 调度员接听呼救时的做法不恰当的是   (   )

  A. 记录对方姓名和电话

  B. 避免浪费时间,无须询问病情

  C. 详细记录地址和地点

  D. 必要时电话指导现场急救

20. 计算机在急救网络中的作用不包括   (   )

  A. 自动记录呼救信息   B. 仅用于救护车的调度

  C. 方便急救组织之间的联系   D. 便于学科交流

21. 社区急诊评估包括　　　　　　　　　　　　　　　　（　　）

　　A. 医疗资源和交通运输　　　　　　B. 主诉、主要症状和体征

　　C. 现场评估和伤(病)情评估　　　　D. 伤(病)员分级

22. 维持急救秩序时初步判断的根据是　　　　　　　　（　　）

　　A. 医疗资源和交通运输　　　　　　B. 主诉、主要症状和体征

　　C. 现场评估和伤(病)情评估　　　　D. 伤(病)员分级

23. 对伤(病)员的分级下列哪项是正确的　　　　　　　（　　）

　　A. 一级急救,用黑色标记　　　　　B. 二级急救,用黄色标记

　　C. 三级急救,用紫色标记　　　　　D. 四级急救,用白色标记

24. 标记为二级急救的伤(病)员表现为　　　　　　　　（　　）

　　A. 死亡者　　　　　　　　　　　　B. 病情较轻者

　　C. 病情严重,无危及生命者　　　　D. 病情严重,危及生命者

25. 标记为三级急救的伤(病)员表现为　　　　　　　　（　　）

　　A. 死亡者　　　　　　　　　　　　B. 病情较轻者

　　C. 病情严重,无危及生命者　　　　D. 病情严重,危及生命者

26. 伤(病)情评估最好在多少时间内完成　　　　　　　（　　）

　　A. 10～12 分钟　　　　　　　　　B. 10～15 分钟

　　C. 5～10 分钟　　　　　　　　　　D. 10～20 分钟

27. ABCs 评估中的 A 代表　　　　　　　　　　　　　（　　）

　　A. 神经系统检查,即意识水平检查,检查意识、瞳孔

　　B. 检查有无呼吸,维持通气

　　C. 检查气道是否通畅并维持气道通畅

　　D. 检查有无颈动脉搏动,控制出血,建立循环

28. 外伤患者的评估重点不包括以下哪一项　　　　　　（　　）

　　A. 头部　　　　　　　　　　　　　B. 胸腹部

　　C. 脊柱　　　　　　　　　　　　　D. 意识

29. 意识水平评估中的"V"代表　　　　　　　　　　　（　　）

　　A. 无反应　　　　　　　　　　　　B. 对声音刺激有反应

　　C. 只对疼痛有反应　　　　　　　　D. 警觉

30. 创伤患者评分总分多少提示危重　　　　　　　　　（　　）

　　A. 0～6 分　　　　　　　　　　　　B. 7～13 分

　　C. 14～24 分　　　　　　　　　　　D. 25 分以上

31. CRAMS 评分法评估项目不包括下列哪一项 （　　）

　　A. 循环　　　　　　　　　　B. 呼吸

　　C. 胸腹部　　　　　　　　　D. 心理社会

32. 对于自杀、他杀、殴打致伤等涉及法律问题的情况,以下哪一项做法

　　不妥 （　　）

　　A. 积极救治　　　　　　　　B. 推诿、拒诊

　　C. 汇报院领导　　　　　　　D. 上报公安部门

33. TS 评分法评估项目不包括下列哪一项 （　　）

　　A. 呼吸频率　　　　　　　　B. 呼吸困难

　　C. 舒张压　　　　　　　　　D. 毛细血管再充盈

34. GCS 评分总分多少提示轻型颅脑损伤 （　　）

　　A. 3～8 分　　　　　　　　　B. 9～12 分

　　C. 13～15 分　　　　　　　　D. 16～18 分

35. 对于涉及法律问题的情况,开具验伤证明时下列哪一项不妥 （　　）

　　A. 实事求是

　　B. 根据患者及家属要求开具

　　C. 对医疗护理以外的问题不发表自己的看法

　　D. 报告上级医生

36. 心肺脑复苏不包括下列哪一项 （　　）

　　A. 基础生命支持　　　　　　B. 恢复生命支持

　　C. 高级心血管生命支持　　　D. 心搏骤停后治疗

37. 下列描述错误的是 （　　）

　　A. 心脏停搏 10～15 秒意识丧失

　　B. 心脏停搏 20 秒呼吸停止,60 秒瞳孔开始散大

　　C. 心脏停搏 4 分钟糖无氧代谢停止

　　D. 心脏停搏 4～6 分钟脑细胞就会发生不可逆的损害

38. 下列关于救护体位错误的是 （　　）

　　A. 对于呼吸、心搏骤停的伤(病)员应立即翻转为仰卧位

　　B. 放在坚硬的平面上,救护者需要在检查后再进行心肺复苏

　　C. 如患者面朝下,应将其双上肢置于头上方,迅速翻转至仰卧位

　　D. 对有或怀疑有颈部损伤者,翻转时应一手放在颈后方,另一手扶住

　　　肩部

39. 关于成人胸外心脏按压错误的是 （   ）

    A. 按压深度：至少 5cm,不超过 6cm

    B. 按压频率：100～120 次/分

    C. 按 15∶2 进行,即胸外心脏按压 15 次,人工呼吸 2 次

    D. 按 30∶2 进行,即胸外心脏按压 30 次,人工呼吸 2 次

40. 关于人工呼吸注意事项错误的是 （   ）

    A. 成人、儿童、婴儿每次吹气量约 500～600mL

    B. 儿童、婴儿吹气量宜少,每次吹气时观察到胸廓隆起即可

    C. 吹气速度不宜过快,每次超过 1 秒

    D. 一岁以内的婴儿：口对口鼻吹气,每分钟 12～20 次

41. 下列哪项不是环甲膜穿刺或切开的目的 （   ）

    A. 恢复通气   B. 缓解气道梗阻

    C. 紧急气道开放   D. 常规呼吸通路

42. 环甲膜穿刺的正确位置是 （   ）

    A. 环状软骨上方   B. 环状软骨与甲状软骨之间

    C. 甲状软骨下方   D. 喉结正下方 1cm

43. 进行环甲膜穿刺时,左手两指固定穿刺部位皮肤,右手持针刺入,应注
    意穿刺针与喉部皮肤的角度为 （   ）

    A. 30°～40°   B. 45°

    C. 50°～60°   D. 90°

44. 环甲膜穿刺为一种应急技术,穿刺针不宜长时间留置,一般不超过
                                              （   ）

    A. 24 小时   B. 36 小时

    C. 48 小时   D. 72 小时

45. 下列哪项不是环甲膜切开术常见的并发症 （   ）

    A. 喉头水肿   B. 声带损伤

    C. 痰液阻塞   D. 食管穿孔

46. 应急胸腔穿刺排气术的主要适应证是 （   ）

    A. 张力性气胸   B. 开放性气胸

    C. 血胸   D. 脓胸

47. 应急胸腔穿刺排气的位置为 （   ）

    A. 患侧腋前线与第 2 肋间连线处

B. 患侧腋前线与第 4 肋间连线处

C. 患侧锁骨中线与第 2 肋间连线处

D. 患侧锁骨中线与第 4 肋间连线处

48. 应急胸腔穿刺排气的速度不宜过快,第一次抽气量不能超过　　（　　）

　　A. 500mL　　　　　　　　　　　　B. 1000mL

　　C. 2000mL　　　　　　　　　　　 D. 3000mL

49. 应急胸腔穿刺时,下列哪项描述不正确　　　　　　　　　　　（　　）

　　A. 穿刺前,用 1%～2% 普鲁卡因或 2% 利多卡因进行局部浸润麻醉

　　B. 穿刺进针时,应沿着肋骨下缘缓慢刺入

　　C. 穿刺针进入胸腔,若有气体冲出,证明穿刺成功

　　D. 穿刺成功后,应监测呼吸和循环改善情况

50. 应急胸腔穿刺操作时,患者应采取的合适体位是　　　　　　（　　）

　　A. 平卧位　　　　　　　　　　　　B. 站立位

　　C. 半坐卧位　　　　　　　　　　　D. 俯卧位

51. 膀胱穿刺术的实施部位是　　　　　　　　　　　　　　　　（　　）

　　A. 脐下 2cm 处　　　　　　　　　 B. 耻骨联合中点上方 2cm 处

　　C. 脐与耻骨连线中点　　　　　　　D. 下腹部

52. 膀胱穿刺引流尿液,每次量应控制在　　　　　　　　　　　（　　）

　　A. 200mL 内　　　　　　　　　　 B. 500mL 内

　　C. 1000mL 内　　　　　　　　　　D. 1500mL 内

53. 膀胱穿刺引流尿液速度过快,易导致　　　　　　　　　　　（　　）

　　A. 膀胱挛缩　　　　　　　　　　　B. 膀胱急性出血

　　C. 尿道梗阻　　　　　　　　　　　D. 膀胱感染

54. 膀胱穿刺术的适应证是　　　　　　　　　　　　　　　　　（　　）

　　A. 尿路感染　　　　　　　　　　　B. 膀胱肿瘤

　　C. 肾结石　　　　　　　　　　　　D. 急性尿潴留

55. 膀胱内尿液引流过快,使腹内压骤降可引起腹腔充血,此时要预防

　　发生　　　　　　　　　　　　　　　　　　　　　　　　　（　　）

　　A. 排尿困难　　　　　　　　　　　B. 尿痛

　　C. 休克　　　　　　　　　　　　　D. 血尿

56. 下列关于股静脉穿刺部位描述不正确的是　　　　　　　　　（　　）

　　A. 腹股沟韧带中、内 1/3 交界处下方 2cm

B. 腹股沟韧带上方

C. 髂前上棘与耻骨联合连线的中点下方

D. 股动脉内侧约 0.5cm 处

57. 颈内静脉穿刺方法不正确的是 （　）

    A. 右侧胸锁乳突肌上段

    B. 右侧胸锁乳突肌外缘中点

    C. 右侧胸锁乳突肌两脚之间

    D. 右侧胸锁乳突肌后脚前缘

58. 锁骨下静脉穿刺时,应安置患者体位于 （　）

    A. 头高足低位　　　　　　B. 头低肩高位

    C. 头低足高位　　　　　　D. 仰卧位

59. 为提高成功率、减少并发症的发生,社区护士行深静脉穿刺应首选

                                      （　）

    A. 颈内静脉　　　　　　　B. 锁骨下静脉

    C. 锁骨上静脉　　　　　　D. 股静脉

60. 下列哪项是深静脉穿刺的禁忌证 （　）

    A. 休克　　　　　　　　　B. 出血性疾病

    C. 感染性疾病　　　　　　D. 肿瘤

61. 救护异物部分阻塞气道、清醒且呼吸尚好者,正确的做法是 （　）

    A. 寻找他人帮助　　　　　B. 拨打电话

    C. 自我施救　　　　　　　D. 大口吞咽食物

62. 气道被异物阻塞后,患者出现 Heimlich 征象,其典型动作是 （　）

    A. 不能说话　　　　　　　B. 不能咳嗽

    C. "V"形手势　　　　　　D. 呼吸困难

63. 气道异物急救时,可采用腹部冲击法,又叫作 （　）

    A. 海氏法　　　　　　　　B. 屈氏法

    C. 潘氏法　　　　　　　　D. 罗氏法

64. 卧位腹部冲击法适用于 （　）

    A. 意识清醒患者　　　　　B. 意识不清者

    C. 儿童　　　　　　　　　D. 婴儿

65. 施救者站在患者背后实施腹部冲击法,应注意 （　）

    A. 双手放于患者脐部

B. 双手放于剑突下

C. 双手握拳用力向后、向内冲击

D. 双手握拳用力向上、向内冲击

66. 下列哪项不是气管插管术的禁忌证　　　　　　　　　　　（　　）

　　A. 呼吸衰竭　　　　　　　　　　　B. 急性喉炎

　　C. 异物嵌顿咽喉部　　　　　　　　D. 颈椎骨折

67. 成人气管插管的置管深度为距门齿　　　　　　　　　　　（　　）

　　A. 10～14cm　　　　　　　　　　 B. 15～20cm

　　C. 19～23cm　　　　　　　　　　 D. 24～30cm

68. 经口明视气管插管术中,哪项操作步骤不合理　　　　　　（　　）

　　A. 右手持喉镜,从患者右口角进入

　　B. 喉镜回到正中位,将舌往左边偏

　　C. 见到腭垂后,顺舌背将喉镜片深入至舌根

　　D. 看到会厌,上提喉镜,暴露声门

69. 下列哪项不是气管插管术的注意事项　　　　　　　　　　（　　）

　　A. 根据年龄、性别、身材大小、插管途径选择适宜的气管导管和喉镜
　　　 型号

　　B. 插管时勿以门牙为着力点,避免损伤牙齿

　　C. 插管完成后应听诊两肺呼吸音,确认插管位置是否正确

　　D. 气管插管可长时间保留

70. 气管插管成功后,气囊充气压强为　　　　　　　　　　　（　　）

　　A. ≤5cmH$_2$O　　　　　　　　　　B. ≤10cmH$_2$O

　　C. ≤15cmH$_2$O　　　　　　　　　 D. ≤20cmH$_2$O

71. 昏迷患者出现呼吸道梗阻的最常见原因是　　　　　　　　（　　）

　　A. 痰液堵塞　　　　　　　　　　　B. 舌根后坠

　　C. 气道狭窄　　　　　　　　　　　D. 无自主呼吸

72. 应用鼻咽通气管的适应证是　　　　　　　　　　　　　　（　　）

　　A. 鼻腔出血　　　　　　　　　　　B. 鼻咽部肿块

　　C. 牙关紧闭　　　　　　　　　　　D. 鼻腔炎

73. 应用口咽通气管的适应证是　　　　　　　　　　　　　　（　　）

　　A. 牙关紧闭　　　　　　　　　　　B. 喉头水肿

　　C. 昏迷　　　　　　　　　　　　　D. 下颌外伤

74. 为避免损伤黏膜,操作前需润滑口/鼻咽通气管,下列哪种用品不合适 （ ）

A. 温水 B. 液状石蜡

C. 凡士林纱布 D. 生理盐水

75. 口咽通气管反向放入口腔,朝向患者发际的应该是 （ ）

A. 口咽通气管凸面 B. 口咽通气管凹面

C. 口咽通气管末端 D. 口咽通气管顶端

76. 当失血量达到总血量的（   ）以上时,可出现明显的失血症状和体征,如头晕头昏、脉搏增快、血压下降、出冷汗、脉搏细弱等。

A. 10% B. 20%

C. 30% D. 15%

77. 下列描述中哪项是错误的 （ ）

A. 动脉出血时血色鲜红,呈喷射状、速度快

B. 静脉出血时血色暗红,呈持续涌出状、速度较慢

C. 毛细血管出血时血色较为鲜红,自伤口渐渐流出,出血点不易判明

D. 静脉出血时血色暗红,呈持续涌出状、速度较快

78. 下列关于指压止血的描述错误的是 （ ）

A. 手指压迫出血动脉的远心端,达到压闭血管、阻断血流的作用

B. 适用于头、面及四肢较大的动脉出血

C. 主要用于短时急救,压迫时间不宜过长

D. 同时必须做好进一步处理的准备,如采取止血带、加压包扎等方法止血

79. 下列关于头颈部大出血的描述正确的是 （ ）

A. 头颈部大出血包括面部、头皮部出血

B. 要同时压迫两侧,避免阻断全部脑血流

C. 颈总动脉压迫点是位于胸锁乳突肌和气管间的较强搏动点

D. 不能同时压迫两侧,避免阻断全部脑血流

80. 下列哪项是足部出血的止血方法 （ ）

A. 双手拇指分别压迫足背中部近踝关节处的搏动点和足跟与内踝之间的搏动点

B. 双手示指重叠用力压迫腹股沟韧带中点稍下方的搏动点

C. 双手拇指重叠用力压迫腹股沟韧带中点稍上方的搏动点

D. 双手拇指分别压迫足背两边近踝关节处的搏动点和足跟与内踝之间的搏动点

81. 下列关于强屈关节止血法错误的是 （ ）

A. 多用于肘或膝关节以上的出血

B. 在无骨、关节损伤的情况下使用

C. 将肘关节或膝关节尽力屈曲

D. 在肘窝、腘窝垫以棉垫卷或绷带卷

82. 下列关于止血带止血法错误的是 （ ）

A. 用于加压包扎无效的四肢大动脉出血

B. 紧急情况下可用三角巾、绷带代替止血带

C. 可用绳索或电线之类代替

D. 连续阻断血流时间少于 1 小时

83. 下列关于橡皮止血带法错误的是 （ ）

A. 先抬高伤肢,使静脉血液尽量回流

B. 选择出血部位远侧端绑扎止血带

C. 用止血带在衬垫上扎第一道

D. 第二道压在第一道上并适当勒紧

84. 下列关于绞带止血法错误的是 （ ）

A. 可用三角巾或布块折叠成带状绕在伤肢上

B. 要平整地绕在伤肢上,两端打一死结

C. 结下放一小木棒,迅速绞紧至刚好止血为度

D. 最后固定木棒

85. 下列关于充气止血带法错误的是 （ ）

A. 在出血部位远端绑扎,充气至一定的压强

B. 施压均匀,可减少局部组织和神经损伤

C. 成人压强为 250～300mmHg

D. 儿童压强为 150～200mmHg

86. 下列关于包扎目的的叙述错误的是 （ ）

A. 保护伤口,防止感染和再损伤

B. 加压包扎止血起到固定敷料、限制肢体活动及骨折固定的作用

C. 包扎材料有卷轴绷带、三角巾、四头带等

D. 紧急情况下也不可就地随便取材,要用专用材料

87.下列有关卷轴绷带包扎法错误的是 （ ）

    A. 选择宽度合适的绷带卷,不使用潮湿或污染的绷带

    B. 包扎四肢应自近心端开始,指(趾)尽量外露,以便观察血循环

    C. 每包扎一周应压住前一周的 1/3～1/2

    D. 包扎结束时不要在身体受压部位或伤口上面打结

88.下列关于环形包扎法错误的是 （ ）

    A. 包扎部位原处环形重叠缠绕

    B. 第 1 周可以斜缠绕,第 2、3 周环形缠绕

    C. 适用于肢体粗细不一致的部位

    D. 也可用于绷带包扎开始与结束时

89.下列关于螺旋反折形包扎法错误的是 （ ）

    A. 螺旋反折形包扎法又称折转法

    B. 在螺旋形的基础上每周反折成等腰三角形,每次反折处需对齐

    C. 适用于包扎肢体粗细不均的部位,如小腿、前臂

    D. 适用于包扎肢体粗细均匀的部位

90.下列关于回返形包扎法错误的是 （ ）

    A. 适用于包扎头顶或残肢端

    B. 第一圈自顶端正中开始,分别向两侧回返

    C. 最后做螺旋形包扎以固定

    D. 比较有代表性的是头部帽状包扎法

91.下列关于三角巾优点的描述错误的是 （ ）

    A. 适用于身体任何部位的包扎

    B. 使用方便,但包扎面积小

    C. 三角巾可折成条带、燕尾巾使用

    C. 是战伤、创伤常用的包扎品

92.下列关于三角巾包扎的操作要领错误的是 （ ）

    A. 边要固定   B. 角要拉紧

    C. 中心要伸展   D. 边不要固定住

93.下列关于眼部包扎法的说法正确的是 （ ）

    A. 单眼包扎时将三角巾折成 3 指宽带状

    B. 将其 1/3 向下、2/3 向上斜放在伤眼上

    C. 在健侧额部打结

D. 在患侧额部打结

94. 下列关于包扎注意事项错误的是　　　　　　　　　　（　　）

　　A. 包扎的肢体必须保持在功能位置

　　B. 包扎前不要清洁,直接包扎损伤部位

　　C. 包扎伤口时,先盖上消毒纱布,然后再用绷带等包扎

　　D. 皱褶处如腋下、腹股沟等,应用棉垫或纱布衬隔,骨隆突处也用棉垫保护

95. 下列关于胸腹部三角巾包扎错误的是　　　　　　　　（　　）

　　A. 单胸包扎时,将三角巾底边竖放在胸部

　　B. 双胸包扎时,将三角巾折成两角相等的双燕尾巾

　　C. 三角巾、燕尾巾包扎背部方法与胸部相同,只是位置相反,结打于胸部

　　D. 用三角巾包扎下腹部,三角巾顶角朝下,底边横放于脐部

96. 选用常用的固定器材不恰当的是　　　　　　　　　　（　　）

　　A. 木质夹板　　　　　　　　　　B. 金属夹板

　　C. 不可塑性夹板　　　　　　　　D. 充气夹板

97. 下列关于股骨骨折固定错误的是　　　　　　　　　　（　　）

　　A. 两块夹板分别置于下肢内外侧或仅在下肢外侧放一块夹板

　　B. 外侧夹板从腋下至足跟下 5cm

　　C. 内侧夹板从腹股沟至足跟下 3cm,然后绷带分段将夹板固定

　　D. 踝关节保持在背屈 90°位置上

98. 下列关于脊柱骨折固定错误的是　　　　　　　　　　（　　）

　　A. 伤员卧于硬板床上

　　B. 必要时,可用绷带将伤员固定于木板上

　　C. 颈椎骨折者保持头部于摔倒时体位

　　D. 搬运脊柱骨折患者时要整体搬动,避免脊柱扭曲而导致脊髓损伤

99. 下列关于固定技术的描述错误的是　　　　　　　　　（　　）

　　A. 夹板要放在受伤部位的对侧

　　B. 夹板要放在受伤部位的两侧

　　C. 固定时至少包扎缠绕两处,松紧适度

　　D. 一般以使捆扎带的带结能向远近两侧较容易地移动 2cm 为度

100. 下列关于固定技术的描述错误的是　　　　　　　　　　（　　）

　　A. 实施固定要注意伤员的全身情况

　　B. 休克患者要先抗休克或同时处理休克,大出血患者要先止血包扎后固定

　　C. 骨折的固定不是让骨折复位,而是防骨折断端移位,因此开放性骨折端不应回纳

　　D. 四肢骨折,先固定骨折的下端,再固定骨折的远端

101. 下列关于搬运技术错误的说法是　　　　　　　　　　（　　）

　　A. 急救现场仍存在伤害因素时,需要将伤员搬运到更合适的场所作进一步救治

　　B. 现场搬运要采用专用工具

　　C. 不要因寻找搬运工具而贻误抢救时机

　　D. 现场搬运要采用徒手搬运

102. 下列关于现场搬运伤员的基本原则正确的说法是　　　　（　　）

　　A. 及时、迅速、安全地将伤员搬至安全地带,防止再次损伤

　　B. 争分夺秒地将伤员搬至安全地带,防止再次损伤

　　C. 不能随意地将伤员搬至安全地带,应等待专业救护

　　D. 可以搬运,但要注意动作要缓慢,以免再次受伤

103. 下列关于搬运颅脑损伤者错误的是　　　　　　　　　（　　）

　　A. 伤员置半卧位或侧卧位

　　B. 保持呼吸道通畅,避免呕吐物误吸

　　C. 有脑组织外露者,应注意保护脑组织

　　D. 可适当放低头部,以促进静脉回流,减轻脑水肿

104. 下列关于三人或多人搬运错误的是　　　　　　　　　（　　）

　　A. 甲站一侧,乙、丙站另一侧

　　B. 甲抱住伤(病)员的头颈、肩背部

　　C. 乙抱住腰部和臀部,丙抱住双腿部

　　D. 注意步调协调、口令一致,平稳搬运伤(病)员

105. 用车运送伤员时错误的做法是　　　　　　　　　　　（　　）

　　A. 一般头朝前进方向,脚朝后

　　B. 休克者应头朝后,脚朝前进方向

　　C. 昏迷者予以平卧位,头侧转

D. 休克者应脚朝后,头朝前进方向

106. 患者能被唤醒,醒后能简单回答问题,停止刺激继续入睡,这种意识状态是 （　　）

    A. 嗜睡   B. 昏睡

    C. 昏迷   D. 谵妄

107. 诊断浅昏迷最有价值的体征是 （　　）

    A. 对呼叫无反应   B. 对疼痛刺激无反应

    C. 眼球浮动   D. 角膜反射消失

108. 确定深昏迷最有价值的体征是 （　　）

    A. 对疼痛无反应   B. 呼之不应

    C. 眼球固定   D. 所有反射消失

109. GCS 评分不包括以下哪方面 （　　）

    A. 肌张力情况   B. 言语反应

    C. 运动反应   D. 睁眼反应

110. 患者,男,35 岁,30 分钟前突发意识不清。护士评估时,发现患者目前对任何刺激均无反应,呼吸不规则,二便失禁,两侧瞳孔散大,角膜反射消失,其意识状态是 （　　）

    A. 浅昏迷   B. 昏睡

    C. 深昏迷   D. 意识模糊

111. 分析判断意识障碍原因时,以下哪项无须评估 （　　）

    A. 发病过程   B. 伴随症状

    C. 家族史   D. 既往史

112. 双侧瞳孔缩小不见于 （　　）

    A. 有机磷农药中毒   B. 癫痫

    C. 桥脑出血   D. 巴比妥类药物中毒

113. 以下哪项内容是癔症性不反应状态与昏迷的鉴别项目之一 （　　）

    A. 年龄   B. 发病持续时间

    C. 呼之不应   D. 肌张力

114. ABCs 措施不包括 （　　）

    A. 撤离危险环境   B. 维持呼吸道通畅

    C. 建立静脉通道   D. 吸氧

115. 患者昏迷,呼吸深而慢、脉搏有力、血压增高首先考虑为 （ ）

    A. 酸中毒   B. 颅内压增高

    C. 肺部及胸廓疾病   D. 镇静药中毒

116. 抽搐的原因不包括 （ ）

    A. 高热   B. 癔症

    C. 高血压脑病   D. 低颅压

117. 抽搐发病机制是 （ ）

    A. 脑内神经元过度同步化

    B. 脑内神经元过度非同步化

    C. 大脑内下运动神经元异常兴奋

    D. 脑内神经元同步化欠缺

118. 儿童低钙性抽搐除临床症状外还会出现以下哪个阳性体征 （ ）

    A. 巴彬征   B. 奥本海姆征

    C. 戈登征   D. 陆氏征（Lust 征）

119. 癫痫持续状态系指 （ ）

    A. 突然停药后发作比以前频繁

    B. 癫痫发作持续 30 分钟以上

    C. 大发作后昏迷持续时间较长而不醒

    D. 长期用药,发作仍未能控制

120. 癫痫不具备以下特征 （ ）

    A. 突然性   B. 反复性

    C. 自然缓解性   D. 季节性

121. 下列关于全身性抽搐发作时的处理错误的是 （ ）

    A. 解开衣领   B. 取出假牙

    C. 平卧,头偏向一侧   D. 门齿间垫牙垫

122. 抽搐止惊时,首选药物 （ ）

    A. 水合氯醛   B. 苯巴比妥

    C. 地西泮   D. 纳洛酮

123. 使用地西泮静脉推注时要严密观察 （ ）

    A. 血压   B. 体温

    C. 脉搏   D. 呼吸

124. 抽搐的护理注意事项,错误的是　　　　　　　　　　　　　（　　）

　　A. 加强防护、防坠床　　　　　　　B. 臼齿间垫物防舌咬伤

　　C. 按压肢体以防外伤　　　　　　　D. 保护关节防脱臼

125. 建议高血压脑病引起抽搐的患者(　　)内把血压降至 160/100mmHg。

　　A. 1 小时　　　　　　　　　　　　B. 1~2 小时

　　C. 2~3 小时　　　　　　　　　　　D. 3~4 小时

126. 不属于社区常见休克类型的是　　　　　　　　　　　　　（　　）

　　A. 低血容量性休克　　　　　　　　B. 心源性休克

　　C. 神经源性休克　　　　　　　　　D. 过敏性休克

127. 以下哪项不属于休克早期的临床表现　　　　　　　　　　（　　）

　　A. 表情淡漠　　　　　　　　　　　B. 面色苍白

　　C. 脉搏细速　　　　　　　　　　　D. 脉压减小

128. 以下哪项不属于休克晚期的临床表现　　　　　　　　　　（　　）

　　A. 昏迷　　　　　　　　　　　　　B. 体温不升

　　C. 瘀血、瘀斑　　　　　　　　　　D. 尿量减少

129. 休克共同的病理生理基础是　　　　　　　　　　　　　　（　　）

　　A. 大量失血

　　B. 有效循环血量锐减和微循环障碍

　　C. 心脏功能衰竭

　　D. 机体缺氧

130. 下列不属于低血容量性休克原因的是　　　　　　　　　　（　　）

　　A. 动脉破裂　　　　　　　　　　　B. 严重过敏

　　C. 严重吐泻　　　　　　　　　　　D. 严重烧伤

131. 休克现场急救原则不包括　　　　　　　　　　　　　　　（　　）

　　A. 去除致病因素　　　　　　　　　B. 尽快行心肺复苏

　　C. 尽快恢复循环血量　　　　　　　D. 强心,调节血管张力

132. 下列哪项不是组织低灌流的临床表现　　　　　　　　　　（　　）

　　A. 收缩压低于基础血压 30mmHg

　　B. 脉压<20mmHg

　　C. 高血压者收缩压较原来下降 20% 以上

　　D. 尿量<30mL/h

133. 休克时下列哪项体位处理不正确　　　　　　　　　　　　（　　）

A. 平卧位　　　　　　　　　　B. 下肢抬高 30°

C. 将上身和下肢各抬高 30°　　D. 心源性休克者侧卧位

134. 下列哪项表现首先考虑心源性休克　　　　　　　　（　　）

A. 哮鸣音　　　　　　　　　　B. 喉头水肿

C. 颈静脉怒张　　　　　　　　D. 严重呕吐、腹泻

135. 过敏性休克者,应立即　　　　　　　　　　　　　（　　）

A. 注射去甲肾上腺素 0.5～1.0mg

B. 注射去甲肾上腺素 5～10mg

C. 注射肾上腺素 5～10mg

D. 注射肾上腺素 0.5～1.0mg

136. 毒物进入体内的途径不包括以下哪一项　　　　　　（　　）

A. 消化道　　　　　　　　　　B. 神经系统

C. 呼吸道　　　　　　　　　　D. 皮肤

137. 有机磷农药中毒机制不包含以下哪一项　　　　　　（　　）

A. 磷酰化胆碱酯酶　　　　　　B. 乙酰胆碱

C. 胆碱能神经　　　　　　　　D. 交感神经

138. 有机磷农药中毒"三流"现象不包括哪一项　　　　　（　　）

A. 涎　　　　　　　　　　　　B. 汗

C. 尿　　　　　　　　　　　　D. 泪

139. 毒蕈碱样症状不包括哪一项　　　　　　　　　　　（　　）

A. 恶心呕吐　　　　　　　　　B. 肌肉震颤

C. 瞳孔缩小　　　　　　　　　D. 肺部啰音

140. 有机磷农药中毒解毒剂不包括哪一项　　　　　　　（　　）

A. 新斯的明　　　　　　　　　B. 阿托品

C. 氯解磷定　　　　　　　　　D. 碘解磷定

141. 根据靶器官不同,毒蕈中毒不包括以下哪一型　　　（　　）

A. 胃肠炎型　　　　　　　　　B. 肝坏死型

C. 皮肤坏死型　　　　　　　　D. 神经型

142. 毒蕈中毒主要表现不包括以下哪一项　　　　　　　（　　）

A. 血压下降　　　　　　　　　B. 瞳孔散大

C. 呼吸困难　　　　　　　　　D. 谵妄抽搐

143. 毒蕈碱中毒肝损型可用以下哪种解毒药　　　　　　（　　）

A. 氯解磷定　　　　　　　　　　B. 碘解磷定

C. 阿托品　　　　　　　　　　　D. 二巯基丙磺酸钠

144. 饮入的酒精 80% 由下列哪个部位吸收　　　　　　　　（　　）

A. 胃　　　　　　　　　　　　　B. 十二指肠

C. 升结肠　　　　　　　　　　　D. 小肠上段

145. 酒精中毒主要表现不包括以下哪一项　　　　　　　　（　　）

A. 兴奋期　　　　　　　　　　　B. 共济失调期

C. 昏睡期　　　　　　　　　　　D. 抑制期

146. 亚硝酸盐中毒机制是使血液中亚铁血红蛋白氧化成　　（　　）

A. 低铁血红蛋白　　　　　　　　B. 中铁血红蛋白

C. 高铁血红蛋白　　　　　　　　D. 亚铁血红蛋白

147. 日常生活中,下列哪种情况不容易出现一氧化碳中毒　（　　）

A. 用炭火取暖　　　　　　　　　B. 用煤炉洗浴

C. 火炉无烟囱　　　　　　　　　D. 用电热水器

148. 苯二氮䓬类药物选择性作用于　　　　　　　　　　　（　　）

A. 边缘系统　　　　　　　　　　B. 网状结构上行激活系统

C. 颞叶　　　　　　　　　　　　D. 顶枕叶

149. 一氧化碳与血红蛋白的结合力比氧与血红蛋白的结合力高（　　）

A. 200～300 倍　　　　　　　　B. 300～400 倍

C. 400～500 倍　　　　　　　　D. 500～600 倍

150. 镇静催眠药中毒临床表现不包括以下哪一项　　　　　（　　）

A. 嗜睡　　　　　　　　　　　　B. 共济失调

C. 记忆力减退　　　　　　　　　D. 注意力集中

151. 以下哪一项不正确　　　　　　　　　　　　　　　　（　　）

A. 昏迷而口唇樱红色者,考虑一氧化碳中毒

B. 呼吸有酒精味,考虑酒精中毒

C. 呼出气有"蒜味",考虑毒蕈中毒

D. 口唇及皮肤青紫,无心肺疾病,考虑亚硝酸盐中毒

152. 清除体内尚未吸收的毒物可选择　　　　　　　　　　（　　）

A. 洗胃　　　　　　　　　　　　B. 催吐

C. 补液　　　　　　　　　　　　D. 灌肠

153. 有机磷农药中毒可选择下列哪种洗胃液　　　　　　　（　　）

A.1：5000 高锰酸钾溶液　　　　　B.2％～4％碳酸氢钠溶液

C.1％～2％食醋　　　　　　　　D. 米汤、淀粉

154. 亚硝酸盐中毒可选用哪种解毒剂　　　　　　　　　　　　（　　）

A. 阿托品　　　　　　　　　　B. 碘解磷定

C. 亚甲蓝　　　　　　　　　　D. 解氟灵

155. 促进体内毒物排泄可选择　　　　　　　　　　　　　　　（　　）

A. 洗胃　　　　　　　　　　　B. 催吐

C. 补液　　　　　　　　　　　D. 灌肠

156. 原发性腹膜炎多发生于　　　　　　　　　　　　　　　　（　　）

A. 孕妇　　　　　　　　　　　B. 老年人

C. 青壮年体力劳动者　　　　　D. 10 岁以下体弱儿童

157. 腹腔穿刺抽出凝固的血液提示　　　　　　　　　　　　　（　　）

A. 腹膜后血肿　　　　　　　　B. 出血性胰腺炎

C. 肝、脾破裂　　　　　　　　D. 抽出的为血管内血液

158. 急性腹膜炎伴有休克的卧位是　　　　　　　　　　　　　（　　）

A. 去枕平卧　　　　　　　　　B. 侧卧

C. 俯卧　　　　　　　　　　　D. 上半身及下肢各抬高 10°～30°

159. 急性化脓性腹膜炎并发麻痹性肠梗阻时,呕吐的性质为　　（　　）

A. 较轻微,呕吐物为胃内容物

B. 喷射性,呕吐物为胃内容物

C. 持续性呕吐,含黄绿色胆汁甚至粪汁样

D. 喷射性呕吐,胆汁样

160. 腹膜炎诊断未明确时不应给予哪种处理　　　　　　　　（　　）

A. 严密观察病情　　　　　　　B. 禁食

C. 补液,应用抗生素　　　　　D. 使用止痛剂减轻疼痛

161. 男性,70 岁,患糖尿病 10 年。因急性阑尾炎伴穿孔导致弥漫性腹膜

炎,呼吸快而深,呼出气中带有酮味。该患者可能存在　　　（　　）

A. 高钾血症　　　　　　　　　B. 低氯、低钾性碱中毒

C. 代谢性酸中毒　　　　　　　D. 呼吸性碱中毒

162. 女性,40 岁,因急性肠梗阻频繁呕吐,出现口渴、尿少、脱水征、血压

偏低。为该患者进行液体疗法,静脉滴注应选用的液体是　（　　）

A.5％葡萄糖溶液　　　　　　B. 右旋糖酐

C. 5%葡萄糖盐水　　　　　　　D. 0.3%氯化钾溶液

163. 下列哪个不是急性化脓性腹膜炎的体征　　　　　　　（　　）

　　A. 腹式呼吸减弱　　　　　　　B. 腹壁静脉曲张

　　C. 肠鸣音减弱或消失　　　　　D. 全腹压痛及反跳痛

164. 下列关于坏疽性及穿孔性阑尾炎的病理生理叙述不正确的是（　　）

　　A. 阑尾管壁坏死,呈暗紫色或黑色

　　B. 严重者可发生穿孔

　　C. 阑尾外观轻度肿胀

　　D. 穿孔多发生在阑尾根部或近端

165. 下列关于急腹症腹痛特点,不正确的是　　　　　　　（　　）

　　A. 腹痛部位一般就是病变器官的部位

　　B. 腹痛部位不一定就是病变器官的部位

　　C. 急性单纯性机械性肠梗阻腹痛定位明确

　　D. 急性穿孔性病变腹痛定位明确

166. 呼吸道大咯血是指　　　　　　　　　　　　　　　　（　　）

　　A. 3 小时咯血 200mL　　　　　B. 24 小时咯血大于 400mL

　　C. 24 小时咯血 300mL　　　　　D. 一次咯血大于 200mL

167. 呼吸道咯血最重要的护理措施是　　　　　　　　　　（　　）

　　A. 抗生素使用　　　　　　　　B. 通知医生

　　C. 吸氧　　　　　　　　　　　D. 保持呼吸道通畅

168. 呼吸道咯血最重要的病情观察项目是　　　　　　　　（　　）

　　A. 对药物的反应　　　　　　　B. 有窒息先兆

　　C. 患者的情绪变化　　　　　　D. 有无跌倒的可能

169. 发生下列哪种情形表示患者有窒息的可能　　　　　　（　　）

　　A. 心率加快　　　　　　　　　B. 呼吸急促

　　C. 情绪波动　　　　　　　　　D. 血氧饱和度急剧下降

170. 当患者咯血有窒息先兆发生时,首先应准备下列哪项护理操作

　　　　　　　　　　　　　　　　　　　　　　　　　　（　　）

　　A. 输入液体　　　　　　　　　B. 更换水封瓶

　　C. 深静脉穿刺　　　　　　　　D. 使用吸引器

171. 下列哪种消化性溃疡最易发生出血　　　　　　　　　（　　）

　　A. 十二指肠球部溃疡　　　　　B. 十二指肠球后溃疡

C. 胃小弯溃疡　　　　　　　　　　D. 幽门管溃疡

172. 下列关于消化性溃疡合并上消化道大出血的特点,不正确的是

　　　　　　　　　　　　　　　　　　　　　　　　　　　　（　　）

　　　A. 一定有呕血、黑便　　　　　　B. 呕血常为咖啡色

　　　C. 出血后疼痛减轻　　　　　　　D. 出血后可有发热及氮质血症

173. 消化道大出血是指数小时内出血量多于　　　　　　　　（　　）

　　　A. 500mL　　　　　　　　　　　B. 750mL

　　　C. 1000mL　　　　　　　　　　 D. 1500mL

174. 上消化道出血最常见的病因是　　　　　　　　　　　　（　　）

　　　A. 消化性溃疡　　　　　　　　　B. 胆道疾病

　　　C. 急性糜烂性胃炎　　　　　　　D. 食管静脉曲张破裂

175. 上消化道出血的临床表现为　　　　　　　　　　　　　（　　）

　　　A. 呕血　　　　　　　　　　　　B. 呕血与黑便

　　　C. 呕血、便血、休克　　　　　　D. 呕血、便血、休克、全身皮肤出血

176. 发热程度的划分不正确的是　　　　　　　　　　　　　（　　）

　　　A. 低热 37.3～38.0℃　　　　　 B. 中度发热 38.1～39.0℃

　　　C. 高热 39.1～41.0℃　　　　　 D. 超高热 42.0℃以上

177. 伤寒患者发热的热型为　　　　　　　　　　　　　　　（　　）

　　　A. 间歇热　　　　　　　　　　　B. 弛张热

　　　C. 稽留热　　　　　　　　　　　D. 波状热

178. 用冰袋来为高热患者降温属于　　　　　　　　　　　　（　　）

　　　A. 辐射散热　　　　　　　　　　B. 传导散热

　　　C. 对流散热　　　　　　　　　　D. 蒸发散热

179. 以下属于非感染性发热的是　　　　　　　　　　　　　（　　）

　　　A. 大叶性肺炎　　　　　　　　　B. 败血症

　　　C. 伤寒　　　　　　　　　　　　D. 风湿热

180. 物理降温后多少时间需测体温并记录　　　　　　　　　（　　）

　　　A. 15 分钟　　　　　　　　　　　B. 30 分钟

　　　C. 1 小时　　　　　　　　　　　 D. 2 小时

181. 头痛明显,不能忍受,睡眠受干扰,要求用镇痛剂属四级疼痛分级法

　　　的　　　　　　　　　　　　　　　　　　　　　　　　（　　）

　　　A. 0 级　　　　　　　　　　　　B. 1 级

C. 2 级   D. 3 级

182. 头痛的原因有 （　　）

    A. 颅内病变   B. 颅外疾病

    C. 全身性疾病   D. 以上都对

183. 搏动性头痛见于 （　　）

    A. 脑膜炎   B. 脑肿瘤

    C. 三叉神经痛   D. 血管性头痛

184. 常在用力、咳嗽、大便、弯腰、低头等活动时加重的头痛多为 （　　）

    A. 颈椎病   B. 偏头痛

    C. 颅内高压性头痛   D. 紧张型头痛

185. 头痛伴有以下症状者积极对因治疗后需及时转送上级医院,除外

（　　）

    A. 颅内高压   B. 肢体定位症状

    C. 眼痛、眼压增高   D. 流脓鼻涕

186. 下列哪项不是鼻出血的全身原因 （　　）

    A. 凝血机制障碍   B. 高血压

    C. 风湿性心脏病   D. 妇女月经期

187. 黎特尔区是哪个年龄段鼻出血最常见的部位 （　　）

    A. 青少年   B. 中老年

    C. 老年人   D. 育龄女性

188. 老年人尤其是高血压鼻出血多见于 （　　）

    A. 鼻中隔前下方   B. 下鼻道外侧壁

    C. 鼻中隔后方   D. 鼻腔弥漫性出血

189. 出血量较少、出血部位明确的鼻出血可行 （　　）

    A. 烧灼法止血   B. 前鼻孔填塞止血

    C. 后鼻孔填塞止血   D. 血管栓塞术

190. 鼻出血患者经鼻腔填塞后,可导致最严重的并发症是 （　　）

    A. 组织粘连   B. 窒息

    C. 鼻腔糜烂   D. 黑便

191. 于剧烈咳嗽或过度用力的情况下突发一侧胸痛多见于 （　　）

    A. 急性胸膜炎   B. 肺梗死

    C. 自发性气胸   D. 胸壁疾病

192. 淋雨、受寒、疲劳等诱因下,突发高热、胸痛、咳铁锈色痰液,并有肺实变体征的多见于 （　）

    A. 胸壁炎症性病变   B. 急性胸膜炎

    C. 肺炎球菌肺炎   D. 支原体肺炎

193. 胸痛位于胸骨后、心前区,呈压榨样闷痛或绞痛,有明确诱因的为 （　）

    A. 心绞痛   B. 急性心肌梗死

    C. 肺梗死   D. 心脏神经官能症

194. 有高血压病史,突发严重撕裂样胸痛,应考虑 （　）

    A. 肺梗死   B. 急性心肌梗死

    C. 主动脉夹层   D. 自发性气胸

195. 在社区应急处理后应及时转送上级医院作进一步治疗的胸痛,除外 （　）

    A. 自发性气胸   B. 心肌梗死

    C. 主动脉夹层   D. 急性胸膜炎

196. 心悸的原因有 （　）

    A. 心律失常   B. 心脏搏动增强

    C. 心脏神经官能症   D. 以上都是

197. 能用兴奋迷走神经方法终止的心律失常是 （　）

    A. 阵发性室上性心动过速   B. 室性心动过速

    C. 心房颤动   D. 病态窦房结综合征

198. 下列哪项属严重心律失常 （　）

    A. 窦性心动过缓   B. 心房扑动

    C. Ⅲ度房室传导阻滞   D. 阵发性室上性心动过速

199. 用药物治疗室性心动过速首选 （　）

    A. 利多卡因   B. 阿托品

    C. 强心药   D. 异丙肾上腺素

200. 阵发性房颤控制心室率首选 （　）

    A. 利多卡因   B. 阿托品

    C. 洋地黄   D. 异丙肾上腺素

201. 下列哪项不属于气管异物的临床表现 （　）

    A. 吸气性呼吸困难   B. 吸气性喉喘鸣

　　C. 出现三凹征　　　　　　　　　D. 出现潮式呼吸

202. 呼吸困难的常见原因有　　　　　　　　　　　（　　）

　　A. 呼吸系统疾病　　　　　　　　B. 神经精神因素

　　C. 循环系统疾病　　　　　　　　D. 以上都是

203. 粉红色泡沫痰是下列哪种疾病的特征性表现　（　　）

　　A. 有机磷农药中毒　　　　　　　B. 糖尿病酮症酸中毒

　　C. 急性左心衰竭　　　　　　　　D. 支气管哮喘

204. 颅内压增高引起的呼吸困难表现为　　　　　（　　）

　　A. 呼吸浅表而频速　　　　　　　B. 呼吸变慢、变深

　　C. 呼吸变慢、变浅　　　　　　　D. 以上都不是

205. 呼吸系统疾病引起的呼吸困难最主要的护理措施是　（　　）

　　A. 安置合适体位　　　　　　　　B. 吸氧

　　C. 保持呼吸道通畅　　　　　　　D. 建静脉通路

206. 以下疾病为反射性呕吐,除外　　　　　　　（　　）

　　A. 消化性溃疡　　　　　　　　　B. 急性肾炎

　　C. 充血性心力衰竭　　　　　　　D. 糖尿病酮症酸中毒

207. 多无恶心先兆,呕吐呈喷射性多见于　　　　（　　）

　　A. 反射性呕吐　　　　　　　　　B. 颅内高压

　　C. 与前庭功能有关　　　　　　　D. 精神性因素引起

208. 呕吐物多为宿食且有酸臭味的多见于　　　　（　　）

　　A. 幽门梗阻　　　　　　　　　　B. 低位肠梗阻

　　C. 高位肠梗阻　　　　　　　　　D. 急性胃炎

209. 呕吐伴腹痛、腹泻常见于　　　　　　　　　（　　）

　　A. 晕动病　　　　　　　　　　　B. 食物中毒

　　C. 病毒性肝炎　　　　　　　　　D. 早孕反应

210. 做好一般处理后,需要及时转诊到上级医院作进一步治疗的呕吐为

　　　　　　　　　　　　　　　　　　　　　　（　　）

　　A. 胃肠炎　　　　　　　　　　　B. 晕动病

　　C. 偏头痛　　　　　　　　　　　D. 外科急腹症

211. 霍乱引起的腹泻为　　　　　　　　　　　　（　　）

　　A. 分泌性腹泻　　　　　　　　　B. 渗透性腹泻

　　C. 渗出性腹泻　　　　　　　　　D. 吸收不良性腹泻

212. 便量较少,可有黏液、脓血,多伴有腹痛、发热的腹泻为　　　(　　)

　　A. 分泌性腹泻　　　　　　　　B. 渗透性腹泻

　　C. 渗出性腹泻　　　　　　　　D. 吸收不良性腹泻

213. 体重下降达 5%~10% 的脱水为　　　　　　　　　　　(　　)

　　A. 轻度脱水　　　　　　　　　B. 中度脱水

　　C. 重度脱水　　　　　　　　　D. 以上都不是

214. 腹泻时,有里急后重表现的提示病变累及　　　　　　　(　　)

　　A. 小肠　　　　　　　　　　　B. 升结肠

　　C. 降结肠　　　　　　　　　　D. 直肠

215. 病程在 10 天的腹泻为　　　　　　　　　　　　　　(　　)

　　A. 急性腹泻　　　　　　　　　B. 慢性腹泻

　　C. 迁延性腹泻　　　　　　　　D. 以上都不是

216. 在异位妊娠中,最常见的是　　　　　　　　　　　　(　　)

　　A. 输卵管妊娠　　　　　　　　B. 卵巢妊娠

　　C. 腹腔妊娠　　　　　　　　　D. 阔韧带妊娠

217. 输卵管妊娠患者就诊的主要症状是　　　　　　　　　(　　)

　　A. 停经　　　　　　　　　　　B. 腹痛

　　C. 阴道出血　　　　　　　　　D. 腹部包块

218. 不属于输卵管妊娠体征的是　　　　　　　　　　　　(　　)

　　A. 下腹压痛、反跳痛　　　　　B. 移动性浊音

　　C. 宫颈抬举痛　　　　　　　　D. 子宫颈口扩张

219. 输卵管妊娠发生内出血并发休克时护士首先应做的是　(　　)

　　A. 术前准备　　　　　　　　　B. 开放静脉

　　C. 吸氧　　　　　　　　　　　D. 平卧保暖

220. 输卵管妊娠并发贫血者,饮食宣教时不宜与铁剂同服的是　(　　)

　　A. 动物肝脏　　　　　　　　　B. 鱼肉

　　C. 绿叶蔬菜　　　　　　　　　D. 浓茶

221. 肠套叠患儿的大便性状是　　　　　　　　　　　　　(　　)

　　A. 黏液便　　　　　　　　　　B. 果酱样便

　　C. 脓血便　　　　　　　　　　D. 蛋花汤样便

222. 患儿,女,6 个月,因阵发性哭闹,右上腹触及腊肠样包块,怀疑为肠
　　套叠,该患儿的首选检查是　　　　　　　　　　　(　　)

  A. 结肠镜检   B. 空气灌肠

  C. 直肠活检   D. 钡剂灌肠

223. 关于小儿肠套叠,下列叙述错误的是   （   ）

  A. 患儿常表现为阵发性哭闹

  B. 常发生于 2 岁以内小儿

  C. 多有果酱样便、腹部腊肠样包块

  D. 绝大多数与肠管本身病变有关

224. 肠套叠中最常见的类型是   （   ）

  A. 回盲型   B. 回结型

  C. 小肠型   D. 多发型

225. 肠套叠的三大典型症状是   （   ）

  A. 腹痛、发热、黄疸   B. 腹痛、脓血便、发热

  C. 腹痛、血便、里急后重   D. 腹痛、血便、腹部肿块

226. 热射病的表现不包括   （   ）

  A. 高热、无汗   B. 无明显中枢神经损害

  C. 脑水肿   D. 呼吸循环衰竭症状

227. 中暑的社区急诊护理不包括   （   ）

  A. 脱离高热环境   B. 物理降温

  C. 补充水和电解质   D. 掐人中

228. 重症中暑分类中不包括   （   ）

  A. 热衰竭   B. 热痉挛

  C. 热射病   D. 先兆中暑

229. 中暑高热体温通常达到多少度以上   （   ）

  A. 38℃   B. 39℃

  C. 40℃   D. 41℃

230. 以下哪个症状不属于先兆中暑   （   ）

  A. 乏力   B. 头昏

  C. 肌痉挛   D. 体温正常或略升高

231. 被蛇咬伤后,绑扎伤口近心端时,每（   ）分钟放松一次。

  A. 1～2   B. 3～5

  C. 10～15   D. 15～20

232. 蛇咬伤的扩创排毒中,反复冲洗伤口的高锰酸钾浓度为 （   ）

A. 1∶1000　　　　　　　　B. 1∶4000

C. 1∶5000　　　　　　　　D. 1∶10000

233. 以下不属于神经毒型全身中毒的症状是 　　　　　　（　　）

A. 乏力　　　　　　　　　　B. 眼睑下垂

C. 言语不清　　　　　　　　D. 气促

234. 以下症状不属于血液循环型中毒的是 　　　　　　（　　）

A. 伤口剧痛　　　　　　　　B. 伤口肿胀

C. 血压下降　　　　　　　　D. 吞咽困难

235. 沿海地区被蛇咬伤多考虑 　　　　　　（　　）

A. 海蛇　　　　　　　　　　B. 竹叶青

C. 眼镜蛇　　　　　　　　　D. 金环蛇

236. 被犬、猫等动物咬伤后，人可能感染（　　）而发病。

A. 狂犬病病毒　　　　　　　B. 破伤风杆菌

C. 结核杆菌　　　　　　　　D. 麻疹病毒

237. 狂犬病发作时出现的三怕症分别是怕风、怕水、怕 　　　　　　（　　）

A. 痒　　　　　　　　　　　B. 热

C. 光　　　　　　　　　　　D. 声音

238. 被狗咬伤后冲洗伤口用的新洁尔灭浓度为 　　　　　　（　　）

A. 0.01%　　　　　　　　　B. 0.1%

C. 0.5%　　　　　　　　　　D. 1%

239. 伤口冲洗后用（　　）%的碘酒涂擦。

A. 10　　　　　　　　　　　B. 5

C. 1　　　　　　　　　　　D. 2

240. 被狗咬伤后于当天及第 3、7、14、（　　）天各注射疫苗一针。

A. 15　　　　　　　　　　　B. 20

C. 30　　　　　　　　　　　D. 40

241. 被毒虫蜇（咬）伤后立即用肥皂水或（　　）溶液冲洗伤口。

A. 双氧水　　　　　　　　　B. 酒精

C. 高锰酸钾　　　　　　　　D. 碘伏

242. 被毒虫蜇咬后为减轻疼痛可以使用（　　）%普鲁卡因。

A. 1　　　　　　　　　　　B. 5

C. 10　　　　　　　　　　　D. 20

243. 黄蜂毒液呈碱性,伤口可以涂抹弱酸液体,如　　　　　　　（　　）
　　　A. 油　　　　　　　　　　　B. 纯净水
　　　C. 苏打水　　　　　　　　　D. 醋

244. 下列哪项不是被毒虫蜇咬后的处理　　　　　　　　　（　　）
　　　A. 去除毒刺　　　　　　　　B. 热水冲洗伤口
　　　C. 排毒　　　　　　　　　　D. 局部用药

245. 被蜈蚣蜇咬后一般不出现下列哪项症状　　　　　　　（　　）
　　　A. 头痛　　　　　　　　　　B. 局部红肿
　　　C. 恶心呕吐　　　　　　　　D. 呼吸困难

246. 下列属于自然灾害的是　　　　　　　　　　　　　（　　）
　　　A. 核泄漏　　　　　　　　　B. 环境污染
　　　C. 地震　　　　　　　　　　D. 工地塌方

247. 在灾害性事件的预防和救护中,社区护士应担负的职责不包括（　　）
　　　A. 做好社区健康教育　　　　B. 组织灾害现场救护
　　　C. 开展灾后心理干预　　　　D. 组织救灾募捐

248. 预防火灾正确的措施是　　　　　　　　　　　　　（　　）
　　　A. 教育群众生活中尽量不用明火
　　　B. 易燃易爆物品应严格管理
　　　C. 普通居民楼不必安装消防栓
　　　D. 消防通道合理划上停车位

249. 火灾造成死亡的直接原因中,首要的原因是　　　　　（　　）
　　　A. 窒息　　　　　　　　　　B. 被火烧死
　　　C. 跳楼摔死　　　　　　　　D. 吓死

250. 火灾发生时,正确的逃生方法是　　　　　　　　　（　　）
　　　A. 尽快找出最贵重的物品带上然后逃生
　　　B. 楼层高而消防电梯不可用时乘坐普通电梯逃生
　　　C. 不得不跳楼逃生时,抱一个枕头再跳
　　　D. 逃生经过充满烟雾的地方时尽量直立前进

251. 下列地震先兆现象中,因出现时间很短而不易观察到的是　（　　）
　　　A. 地下水异常　　　　　　　B. 鸡鸭惊恐尖叫
　　　C. 地光　　　　　　　　　　D. 地声和前震

252. 在人多的公共场所遇到强地震时,错误的做法是　　　（　　）

    A. 以最快的速度夺门逃生　　　　B. 蹲在排椅之间

    C. 震后迅速撤离到安全区　　　　D. 等危险期过后再救人

253. 室外避震方法正确的一项是　　　　　　　　　　（　　）

    A. 躲在巷道里　　　　　　　　　B. 遇山体滑坡顺着泥石流奔跑

    C. 遇毒气泄漏顺风向跑　　　　　D. 用随身的皮包顶在头上跑

254. 下列不适宜避震藏身的场所是　　　　　　　　　（　　）

    A. 家里的厨房和卫生间　　　　　B. 电线杆边

    C. 桌子底下　　　　　　　　　　D. 机床下

255. 地震中如果不幸被埋,哪种做法可以增加生存机会　　（　　）

    A. 尽量从废墟中挣扎着起来

    B. 持续大声呼救

    C. 有条件时尽量朝有光线和空气的地方移动

    D. 等待救援的过程中可通过唱歌等方法保持心情愉悦

256. 洪水前的准备工作一般不包括　　　　　　　　　（　　）

    A. 在高处搭建临时避难台　　　　B. 购买救生设备

    C. 准备足够的熟食物　　　　　　D. 学会游泳

257. 水灾发生前对药品的准备处理正确的是　　　　　　（　　）

    A. 随身放口袋中

    B. 缝在衣服中

    C. 用防水布包扎好,放在能取用的地方

    D. 与贵重物品一起用防水包扎好埋入地下

258. 水灾发生时,水深达到(　　　)应及时组织居民撤离。

    A. 0.3～0.6m　　　　　　　　　B. 0.7～2m

    C. 2.1～3m　　　　　　　　　　D. 3m 以上

259. 水灾发生时,可供水中逃生使用的物品有　　　　　（　　）

    A. 小木筏、木盆　　　　　　　　B. 木盆、钢板

    C. 铁门板、塑料盆　　　　　　　D. 橡皮筏、棉被

260. 对溺水者实施急救,应先将患者置于安全位置,然后立即　（　　）

    A. 处理骨折等外伤　　　　　　　B. 口对口人工呼吸

    C. 清除呼吸道异物　　　　　　　D. 测量生命体征

261. 重大灾害性事件所导致的长期心理创伤是　　　　　（　　）

    A. 调适障碍　　　　　　　　　　B. 急性应激障碍

　　　C. 极度应激障碍　　　　　　　　D. 创伤后应激障碍

262. 某女子在大地震中失去了父母、丈夫及两个孩子,自己重伤被救,在
　　　住院治疗近一个月后康复出院。其后数月间,社工探视发现该女子
　　　精神越来越萎靡,意志消沉,并主诉常被噩梦惊醒。此患者的心理创
　　　伤类型是　　　　　　　　　　　　　　　　　　　　　　　（　　）
　　　A. 调适障碍　　　　　　　　　　B. 急性应激障碍
　　　C. 极度应激障碍　　　　　　　　D. 创伤后应激障碍

263. 灾后心理危机干预的重点人群是　　　　　　　　　　　　　（　　）
　　　A. 灾难幸存者　　　　　　　　　　B. 幸存者的亲友和照顾者
　　　C. 灾难搜救人员　　　　　　　　　D. 以上都是

264. 灾后心理危机干预的长期性工作队伍一般由哪类人员组成　（　　）
　　　A. 社区护士　　　　　　　　　　　B. 社工和志愿者
　　　C. 街道工作人员　　　　　　　　　D. 心理卫生专家

265. 社区护士在灾后心理危机干预中的作用主要是　　　　　　　（　　）
　　　A. 发现心理障碍者并提供一定的心理干预服务
　　　B. 发现心理障碍者并提供专业的心理干预服务
　　　C. 对居民进行灾后心理健康教育
　　　D. 提供精神和物质方面的社区灾后支持

266. 与遇险生存成败密切相关的因素是　　　　　　　　　　　　（　　）
　　　A. 营救速度、环境、个人生存能力
　　　B. 遇险地点、气候、季节
　　　C. 遇险前食物储备是否充足
　　　D. 遇险者的心理素质

267. 在海上遇险落水,可采取哪种方法减少能量消耗　　　　　　（　　）
　　　A. 保持游泳以增加运动产热
　　　B. 尽量将手脚伸展开
　　　C. 在保持头部能露出水面的前提下蜷缩身体
　　　D. 一边游泳一边寻找安全地点

268. 下列哪项是在海上遇险后较理想的食物来源　　　　　　　　（　　）
　　　A. 鲨鱼翅　　　　　　　　　　　　B. 贝壳
　　　C. 章鱼　　　　　　　　　　　　　D. 海蛇

269. 在水中遇到鲨鱼时,若救生艇在附近,较妥当的做法是　　　（　　）

A. 猛击水快速游向救生艇

B. 轻击水游向救生艇

C. 潜入水下大声呼喊

D. 以木棍主动攻击鲨鱼将其击退

270. 在海上遇险被有毒鱼类刺伤,应首先 （　　）

    A. 杀死毒鱼   B. 寻找解药

    C. 清洗伤口   D. 包扎伤口

271. 在沙漠中遇险,什么情况下应自力脱险 （　　）

    A. 发出求救信号并得到回应后

    B. 有充足的食物和水源等待救援时

    C. 确定自己的体力及物资能支撑走到有人居住处时

    D. 以上都不对

272. 在沙漠中不利于减少失水和节约有限水源的做法是 （　　）

    A. 躲在自然阴影处   B. 少穿衣服

    C. 选择傍晚行走   D. 延长喝水间隔并减少喝水量

273. 可作为沙漠遇险时的食物是 （　　）

    A. 昆虫   B. 红色的豆

    C. 有乳液的植物   D. 不熟悉的多肉植物

274. 沙暴来临时,最不可取的做法是 （　　）

    A. 躲在骆驼背风侧   B. 记住前进的方向

    C. 躲在岩石的背风侧   D. 躲在沙丘的背风侧

275. 沙漠中可作为替代水源的植物是 （　　）

    A. 仙人掌的果   B. 仙人掌的针叶

    C. 胡杨树   D. 梭梭

276. 寒区遇险最主要的威胁是 （　　）

    A. 体温过低   B. 体温过高

    C. 冻伤   D. 雪盲

277. 在雪地上不妥的一项活动方法是 （　　）

    A. 缓慢步行   B. 跑步

    C. 搓揉面部   D. 活动手脚

278. 预防雪盲的方法正确的一项是 （　　）

    A. 戴时装太阳镜   B. 直视雪地

　　　C. 戴护目镜　　　　　　　　　　D. 直视阳光

279. 在雪地上团队前进,领头人的选择应是　　　　　　　　（　　）

　　　A. 由经验最丰富者担任　　　　　　B. 由最强壮者担任

　　　C. 由男性担任　　　　　　　　　　D. 大家轮流担任

280. 高原环境对人体的主要影响是　　　　　　　　　　　（　　）

　　　A. 冻伤　　　　　　　　　　　　　B. 缺氧

　　　C. 有害生物侵袭　　　　　　　　　D. 脱水

281. 下列为适应高原地区环境而采取的措施,错误的是　　（　　）

　　　A. 阶梯上升式登山　　　　　　　　B. 多做深呼吸

　　　C. 多运动,加快适应　　　　　　　D. 循序渐进增加活动量

282. 高原喝水注意事项正确的是　　　　　　　　　　　　（　　）

　　　A. 尽量少喝水　　　　　　　　　　B. 早餐后应把水喝足

　　　C. 只在运动后喝水　　　　　　　　D. 只在长时间休息时喝水

283. 高原煮饭最好的工具是　　　　　　　　　　　　　　（　　）

　　　A. 铁锅　　　　　　　　　　　　　B. 电饭锅

　　　C. 高压锅　　　　　　　　　　　　D. 蒸锅

284. 在高原地区需要注意眼和皮肤的防护是因为　　　　（　　）

　　　A. 高原紫外线强　　　　　　　　　B. 高原紫外线弱

　　　C. 高原气候寒冷　　　　　　　　　D. 高原缺氧

二、简答题

1. 请简述社区急诊护理的范畴。

2. 请简述社区急诊护理的原则。

3. 请简述医疗救护员的工作内容。

4. 我国城市院前急救的模式有哪些,各有何特点?

5. 如何做好现场评估?

6. 伤(病)情初步评估包括哪些内容?

7. 请简述现场急救时,不同患者的评估重点。

8. 请简述 CRAMS、TS、GCS 评分法总分的意义。

9. 请简述 CPR 的注意事项。

10. 请简述环甲膜穿刺成功的判断标准。

11. 请简述张力性气胸的临床表现。

12. 请简述膀胱充盈时行膀胱穿刺的注意事项。

13. 请简述深静脉穿刺的种类,以及穿刺注意事项。

14. 请比较成人海氏法与婴儿海氏法的异同点。

15. 请简述判断气管插管位置正确与否的方法。

16. 请简述咽插管注意事项。

17. 请简述加压包扎止血法。

18. 请简述止血带使用注意要点。

19. 请简述"8"字形包扎法的方法与适应证。

20. 请简述风帽式包扎的具体方法。

21. 请简述外伤现场固定的目的。

22. 请简述现场搬运伤员技术的注意事项。

23. 患者突发呼之不应,对强烈疼痛刺激有反应,睁眼、肢体出现逃避反应,角膜及瞳孔对光反射存在。请问:该患者的意识状态,GCS 评分是多少?

24. 请简述意识障碍患者评估内容。

25. 患者突然意识丧失、口眼歪斜、双目直视、四肢抽搐、大小便失禁,已持续发作 30 分钟以上。请问:首先考虑什么情况? 首选药物是什么?

26. 患者突发意识丧失、口眼歪斜、双目直视、四肢抽搐,且连续发作 4 次,每次持续 1 分钟左右,简述该患者的安全护理措施。

27. 简述休克的临床分期和临床表现。

28. 简述休克早期快速诊断评估方法。

29. 有机磷农药中毒有哪些表现?

30. 简述河豚中毒的主要表现。

31. 简述酒精中毒的机制及解毒剂。

32. 简述亚硝酸盐中毒的主要表现。

33. 简述一氧化碳中毒的救治方法。

34. 简述急性中毒患者的社区急诊护理程序。

35. 简述急腹症患者术前社区护理的要点。

36. 支气管扩张患者最常见的症状是什么? 当患者出现大量咯血时,应该如何处理?

37. 列表说明咯血与呕血的临床鉴别要点。

38. 如何判断咯血严重程度?

39. 提示严重大出血的征象包括哪些?

40. 上消化道大量出血后血象的变化特点有哪些?

41. 请简述妇女急性下腹痛的常见原因。

42. 请简述妇女急性下腹痛的社区急诊护理程序。

43. 何为小儿肠套叠?

44. 何为顺行套叠、逆行套叠?

45. 何为中暑? 中暑的常见原因有哪些?

46. 请简述被蛇咬伤后的社区急诊护理程序。

47. 请简述被猫咬伤后的社区急诊护理程序。

48. 请简述被毒虫咬伤后的社区急诊护理程序。

49. 请简述火灾现场救护要点。

50. 请列举地震发生时较好的室内避震方法。

51. 请简述地震现场救护要点。

52. 水灾后的防疫措施有哪些?

53. 社区护士如何提供灾后心理危机干预?

54. 在海上遇险时,有哪些方法可以获得饮用水?

55. 请列举 3 个以上在沙漠中寻找水源的方法。

56. 试述雪地行走时的注意事项。

57. 试列举一些不宜进入高原地区的疾病,并说明原因。

参 考 文 献

［1］张波,桂莉. 急危重症护理学[M]. 3 版. 北京:人民卫生出版社,2012.

［2］席淑华,卢根娣,桂莉. 野战急救护理学[M]. 上海:上海科学技术出版社,2012.

［3］杨玉南. 社区急救[M]. 北京:人民卫生出版社,2003.

［4］刘玉莹,曹力,陈兴华. 实用急救护理学[M]. 北京:化学工业出版社,2006.

［5］楼滨城,朱继红. 2015 美国心脏协会心肺复苏与心血管急救更新指南解读之一:概述及基础心肺复苏[J]. 临床误诊误治,2016,29(1):69-74.

［6］杜亚明,刘怀清,唐维海. 急诊急救知识培训教材:实用现场急救技术[M]. 北京:人民卫生出版社,2014.

［7］岳茂兴. 灾害事故现场急救[M]. 2 版. 北京:化学工业出版社,2013.

［8］李春盛. 急诊医学[M]. 北京:高等教育出版社,2011.

［9］李乐之,路潜. 外科护理学[M]. 5 版. 北京:人民卫生出版社,2012.

［10］姜安丽. 新编护理学基础[M]. 5 版. 北京:人民卫生出版社,2012.

［11］吕探云. 健康评估[M]. 3 版. 北京:人民卫生出版社,2012.

［12］尤黎明,吴瑛. 内科护理学[M]. 5 版. 北京:人民卫生出版社,2012.

［13］董强利,叶兰仙,张玉堂. 创伤后应激障碍的影响因素及心理危机干预[J]. 精神医学杂志,2012,25(1):72-74.

［14］席延荣,李慧莉,龚丽娟. 突发灾难事件心理危机干预研究进展[J]. 护理管理杂志,2012,12(8):576-577.

［15］郭旗,肖水源. 灾难后的心理应激反应和危机干预[J]. 中国健康心理学杂志,2010(9):1140-1143.

［16］郑进,郑湘豫,王东川. 中国医疗救护员职业资格培训探讨[J]. 中华灾害救援医学,2014,2(8):468-470.

［17］刘大唯. 突发事件中心理危机干预研究[J]. 中国应急救援,2011(2):18-22.

二维码素材索引

续 表

图书在版编目（CIP）数据

社区急诊护理 / 朱林林等编著. —杭州：浙江大
学出版社，2017.3
ISBN 978-7-308-16661-4

Ⅰ.①社…　Ⅱ.①朱…　Ⅲ.①社区－急诊－护理
Ⅳ.①R472.2

中国版本图书馆 CIP 数据核字（2017）第 020787 号

社区急诊护理

朱林林　　陈雪萍　　张　菊　李艳娟　编著

策划编辑	阮海潮（ruanhc@zju.edu.cn）
责任编辑	阮海潮
责任校对	丁佳雯　潘晶晶
封面设计	杭州林智广告有限公司
出版发行	浙江大学出版社
	（杭州市天目山路 148 号　邮政编码 310007）
	（网址：http://www.zjupress.com）
排　　版	杭州中大图文设计有限公司
印　　刷	嘉兴华源印刷厂
开　　本	710mm×1000mm　1/16
印　　张	14.5
字　　数	237 千
版 印 次	2017 年 3 月第 1 版　2017 年 3 月第 1 次印刷
书　　号	ISBN 978-7-308-16661-4
定　　价	37.00 元

浙江大学出版社 ZHEJIANG UNIVERSITY PRESS

互联网+教育+出版

立方书

教育信息化趋势下，课堂教学的创新催生教材的创新，互联网+教育的融合创新，教材呈现全新的表现形式——教材即课堂。

 轻松备课　 分享资源　 发送通知　 作业评测　 互动讨论

"一本书"带走"一个课堂"　教学改革从"扫一扫"开始

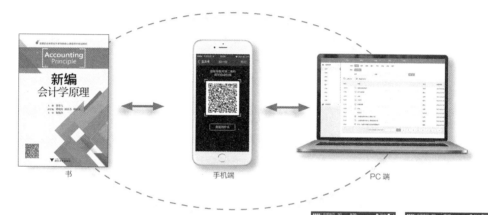

书　　　　　　　　　　手机端　　　　　　　　　　PC端

打造中国大学课堂新模式

【创新的教学体验】

开课教师可免费申请"立方书"开课，利用本书配套的资源及自己上传的资源进行教学。

【方便的班级管理】

教师可以轻松创建、管理自己的课堂，后台控制简便，可视化操作，一体化管理。

【完善的教学功能】

课程模块、资源内容随心排列，备课、开课，管理学生、发送通知、分享资源、布置和批改作业、组织讨论答疑、开展教学互动。

扫一扫 下载APP

教师开课流程

➡ 在APP内扫描封面二维码，申请资源

➡ 开通教师权限，登录网站

➡ 创建课堂，生成课堂二维码

➡ 学生扫码加入课堂，轻松上课

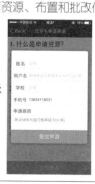

网站地址：www.lifangshu.com
技术支持：lifangshu2015@126.com；电话：0571-88273329